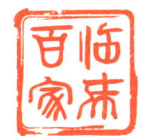

中国医学临床百家

瞿 佳 / 著

近视防控

瞿 佳 2023 观点

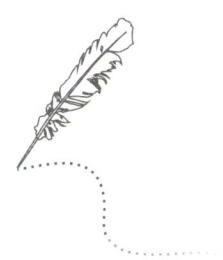

科学技术文献出版社
SCIENTIFIC AND TECHNICAL DOCUMENTATION PRESS

·北京·

图书在版编目（CIP）数据

近视防控瞿佳 2023 观点/瞿佳著.—北京：科学技术文献出版社，2023.5
ISBN 978-7-5189-9802-9

Ⅰ.①近… Ⅱ.①瞿… Ⅲ.①近视—防治 Ⅳ.① R778.1

中国版本图书馆 CIP 数据核字（2022）第 221189 号

近视防控瞿佳 2023 观点

策划编辑：蔡 霞　　责任编辑：蔡 霞　　责任校对：张吲哚　　责任出版：张志平

出　版　者	科学技术文献出版社	
地　　　址	北京市复兴路 15 号　邮编　100038	
编　务　部	（010）58882938，58882087（传真）	
发　行　部	（010）58882868，58882870（传真）	
邮　购　部	（010）58882873	
官 方 网 址	www.stdp.com.cn	
发　行　者	科学技术文献出版社发行　全国各地新华书店经销	
印　刷　者	北京地大彩印有限公司	
版　　　次	2023 年 5 月第 1 版　2023 年 5 月第 1 次印刷	
开　　　本	710×1000　1/16	
字　　　数	149 千	
印　　　张	11.75	
书　　　号	ISBN 978-7-5189-9802-9	
定　　　价	98.00 元	

版权所有　违法必究

购买本社图书，凡字迹不清、缺页、倒页、脱页者，本社发行部负责调换

《中国医学临床百家》总序
Preface

韩启德

欧洲文艺复兴后，以维萨利发表《人体构造》为标志，现代医学不断发展，特别是从19世纪末开始，随着科学技术成果大量应用于医学，现代医学发展日新月异，发生了根本性的变化。

在过去的一个世纪里，我国现代化进程加快，现代医学也急起直追。但由于启程晚，经济社会发展落后，在相当长的时期里，我国的现代医学远远落后于发达国家。记得20世纪50年代，我虽然生活在上海这个最发达的城市里，但是母亲做子宫切除术还要到全市最高级的医院才能完成；我患猩红热继发严重风湿性心包炎，只在最严重昏迷时用过一点青霉素。20世纪60—70年代，我从上海第一医学院毕业后到陕西农村基层工作，在很多时候还只能靠"一根针，一把草"治病。但是改革开放仅仅30多年，我国现代医学的发展水平已经接近发达国家。可以说，世界上所有先进的诊疗方法，中国的医生都能做，有的还做得更好。更为可喜的是，近年来我国医学界开始取得越来越多的原创性成果，在某些点上已经处于世界领先地位。中国医生已经不再盲从发达国家的疾病诊疗指南，而能根据我们自己的经验和发现，根据我国自己的实际情况制定临床标准和规范。我们越来越有自己的东西了。

要把我们"自己的东西"扩展开来，要获得越来越多"自己的东西"，就必须加强学术交流。我们一直非常重视与国外的学术交流，第一时间掌握国外学术动向，越来越多地参与国际学术会议，有了"自己的东西"也总是要在国外著名刊物去发表。但与此同时，我们更需要重视国内的学术交流，第一时间把自己的创新成果和可贵的经验传播给国内同行，不仅为加强学术互动，促进学术发展，更为学术成果的推广和应用，推动我国医学事业发展。

我国医学发展很不平衡，经济发达地区与落后地区之间差别巨大，先进医疗技术往往只有在大城市、大医院才能开展。在这种情况下，更需要采取有效方式，把现代医学的最新进展以及我国自己的研究成果和先进经验广泛传播开去。

基于以上考虑，科学技术文献出版社精心策划出版《中国医学临床百家》丛书。每本书涵盖一种或一类疾病，由该疾病领域领军专家撰写，重点介绍学术发展历史和最新研究进展，并提供具体临床实践指导。临床疾病上千种，丛书拟以每年百种以上规模持续出版，高时效性地整体展示我国临床研究和实践的最高水平，不能不说是一个重大和艰难的任务。

我浏览了丛书中已经完稿的几本书，感觉都写得很好，既全面阐述了有关疾病的基本知识及其来龙去脉，又介绍了疾病的最新进展，包括笔者本人及其团队的创新性观点和临床经验，学风严谨，内容深入浅出。相信每一本都保持这样质量的书定会受到医学界的欢迎，成为我国又一项成功的优秀出版工程。

《中国医学临床百家》丛书出版工程的启动，是我国现代医学百年进步的标志,也必将对我国临床医学发展起到积极的推动作用。衷心希望《中国医学临床百家》丛书的出版取得圆满成功!

是为序。

2016 年作于北京

作者简介
Author introduction

瞿佳，教授、主任医师、博士研究生导师。现任温州医科大学眼视光医学部主任，温州医科大学眼视光医院集团总院长。兼任国家眼耳鼻喉临床医学研究中心主任、眼视光学和视觉科学国家重点实验室主任、国家眼视光工程技术研究中心主任、国务院学位委员会临床医学学科评议组成员、教育部高等学校眼视光医学教学指导委员会主任委员、中国老年医学学会眼科学分会主任委员、中华医学会眼科学分会副主任委员。《中华眼视光学与视觉科学杂志》主编、 Eye and Vision 杂志主编。

温州医科大学原校长（2002.5—2015.10）。创建了中国眼视光学学科，建成了富有特色的眼视光医疗、教育、科学研究、科研转化综合体系，在国际眼视光学领域具有影响力。中国眼视光学的学术带头人，尤其在眼科临床和基础研究、近视的发生机制和临床干预研究、眼科遗传病研究等方面处于国内领先水平。先后承担973项目首席科学家、国家自然科学基金重大项目等百余项研究工作。获国家科技进步二等奖2项、国家教学成果奖3项，获中华医学科技奖一等奖等省部级奖项10余项。

前 言
Foreword

自 2018 年始,我和我的团队在科学技术文献出版社的支持下,站在近视防控的科学角度,试图以一种新颖的方式来诠释近视诊断、矫正、治疗和预防;相隔两年出版了《近视防控瞿佳 2018 观点》和《近视防控瞿佳 2020 观点》(以下简称《观点》)。《观点》书发行后,收到了来自各个领域和界别的热烈反响,包括医疗卫生领域、教育领域和眼健康相关的产业领域,令我意外的是,许多儿童青少年的家长成为该书的热衷读者,让我们深刻感知社会整体对近视问题的重视和对眼健康科学研究的迫切学习需求。

回想 2018 年,这一年对近视防控工作来说,确实是不寻常之年。党中央高度重视,习近平总书记多次做出重要批示,指出要"共同呵护好孩子的眼睛,让他们拥有一个光明的未来"。教育部等八部门联合发布《综合防控儿童青少年近视实施方案》,将近视防控上升为国家战略。可以看出,中国是从国家最高层面来设计关心孩子眼健康的举措,以铁的决心狠抓近视防控,降低儿童青少年的近视率,各级政府、各界和各行业都倾力而为,努力让近视防控工作抓实抓细、抓出成效,《观点》书正是基于近视防控科学研究所提炼的应景之作。

近三年的疫情防控改变了学习和生活模式,但全国上下对儿童青少年的近视防控工作毫无懈怠,各省市以儿童青少年眼健康为目标,开展眼健康筛查、课程改革、环境改善等工作,不少省市都建立了形式多样的"政府引领、学校主体、专业支撑"的近视防控模式,通过多方资源投入,为孩子们提供科学防控和科学矫正方法与措施。各专业领域也竭尽全力为近视防控做出自己的努力,近视原创性的科学研究、近视的临床技术发展与提升、相关护眼产品的研发等都取得不少新的发展;在近视防控科普方面,教育部还专门指导成立近视综合防控专家宣讲团,开展全国各地宣讲工作,推动近视科学知识的普及;国家卫生健康委员会及中国疾病预防控制中心、各类公众媒体机构等都相继围绕儿童青少年近视防控开展各项工作。

然而,近视仍然是全球面临的高发疾病,目前全世界近视受累人群超过20亿,预计至2050年将达到40亿。虽然我国近三年来通过各方全面的努力使学生近视现患率有所下降,但总体还是处于高发病率,近视问题依然严重。

近视防控是一项任重而道远的工作,我们需要从科学出发理解近视防控的长期性和艰巨性,与此同时,从科学研究和临

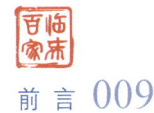

床经验中不断总结，将最新的信息准确传递给大家，这也是为什么我们团队在隔2年之后再次撰写观点书，即《近视防控瞿佳2023观点》。

此版《观点》书将继续保持"专业角度传递，科普文字表述"的风格，更系统地将国内近视研究的新进展、近视防控的工作经验进行整理归类，根据人们反映的需求，有重点有针对性地分门别类。此外，我们还重点整理了近视防控中重要的环节，如近视筛查、数据分析、技术规范和科学流程等，让从事这项工作的人员有据可依；也提供了做好近视防控知识科学普及宣传等内容的模式或模板；并对近视发生的环境因素和遗传因素进行分析，增加了近视进展预测相关的研究。关于近视防控观点的内容我们还会继续努力补充和完善，希望接下来能够每2~3年更新一版。

本书的著成，得益于教育部等八部门及相关领域人士对我国儿童青少年近视防控事业的热爱、责任和担当。同时感谢我们团队同事以自身在近视领域的卓越工作，让本书以崭新面貌呈现，吕帆教授继续以其广博的见解和敏锐的洞察力，一以贯之地为本书提供思路、审阅稿件，刘新婷、周翔天、苏建忠、徐良德、姜珺、毛欣杰、金婉卿、王宏、陈冲、吴昊等一批优秀的年轻学者精益求精地对文稿进行反复研讨、修改和补充。最后，感谢科学技术文献出版社蔡霞主任对本书出版给予的重视、支持和指导！感谢所有为促成本书出版而做出努力的人们！

2023 年 3 月 10 日

目 录
Contents

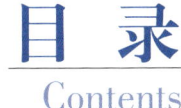

做好近视防控的关键和意义 / 001

1. 近视防控，任重而道远 / 001
2. 多方联合体系，是推进近视防控的关键 / 006
3. 近视防控政策解读 / 016

中小学生近视普查全覆盖及启示 / 023

4. 中小学生近视普查全覆盖具有重要意义 / 023
5. 中小学生近视普查全覆盖的具体实践 / 027
6. 百万近视普查数据，对防控工作的启示 / 031
7. 疫情后近视防控新态势 / 039
8. 学龄前儿童开展近视防控的重要性 / 042

近视发生的幕后是遗传为主还是环境为主 / 047

9. 遗传因素在近视发生中的作用 / 047
10. 环境因素在近视发生中的作用 / 052

11. 基因–环境相互作用在近视发生中的作用 / 056

近视研究新发现 / 062

12. 近视研究新发现之一：人眼视网膜上有一些物质在"指挥"着眼球朝近视发展 / 062

13. 近视研究新发现之二：近视的发生可能是因为巩膜组织发生了缺氧 / 071

14. 近视研究新发现之三：脉络膜血流减少可能参与近视的发生发展 / 078

15. 近视研究新发现之四：户外活动多可预防近视 / 080

临床上控制近视进展的有效办法 / 085

16. 临床上控制近视进展的有效方法之一：配戴角膜塑形镜 / 085

17. 临床上控制近视进展的有效方法之二：多焦软性接触镜 / 091

18. 临床上控制近视进展的有效方法之三：低浓度阿托品滴眼剂 / 098

19. 临床上控制近视进展的有效方法之四：框架眼镜 / 110

近视发生和进展预测分析 / 121

20. 预测近视和高度近视的几个基本参数 / 121

21. 研究大数据及人工智能有助于研发预测模型 / 124

22. 人群遗传基因组数据可以预测近视发生和进展 / 127

近视防控知识的科学普及与宣传 / 130

23. 近视防控科普有其"普识性"和"专攻性" / 130

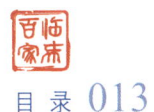

24. 近视防控的科普形式上要巧用"载体" / 133

25. 将深奥的科学发现，变成可执行的口令 / 138

26. 明辨近视防控方法的真伪 / 139

27. 如何做好全社会、全方位近视防控科普 / 143

附录 / 148

附录1 关键名词释义速查 / 148

附录2 普查数据预处理方法及原则 / 150

附录3 眼屈光异常评判标准 / 151

参考文献 / 152

出版者后记 / 170

做好近视防控的关键和意义

1. 近视防控，任重而道远

近视是世界范围的高发疾病。2016 年，*The Lancet* 对 328 种常见疾病的统计显示，每年因近视问题产生的医院就诊量位居全部疾病类型的第 7 位，因近视致残（盲）人数高居第 2 位。我国近视问题尤其严重，40% 的人口（约 6 亿人）受到近视困扰，超过 30 万人因高度近视并发症导致低视力甚至失明。

近 10 余年，伴随社会生活方式的急剧转变，近视相关的总体患病人数、严重视力损伤和致盲人数逐年增加。儿童青少年近视形势更加严峻。2018 年全国首次 6~18 岁人群近视调查显示，学龄儿童近视率达到 53.6%，高中学生高度近视率 17% 以上（图 1）。近视已经成为影响我国全民健康和社会发展的大问题，并得到习近平总书记等党和国家领导人的重视。教育部等八部门（现已增加至十五部门）联合印发《综合防控儿童青少年近视实施方案》

（以下简称《实施方案》），近视防控上升为国家战略。认识我国儿童青少年近视现况，建立近视防控科学体系，全面保障儿童青少年眼健康的意义重大。

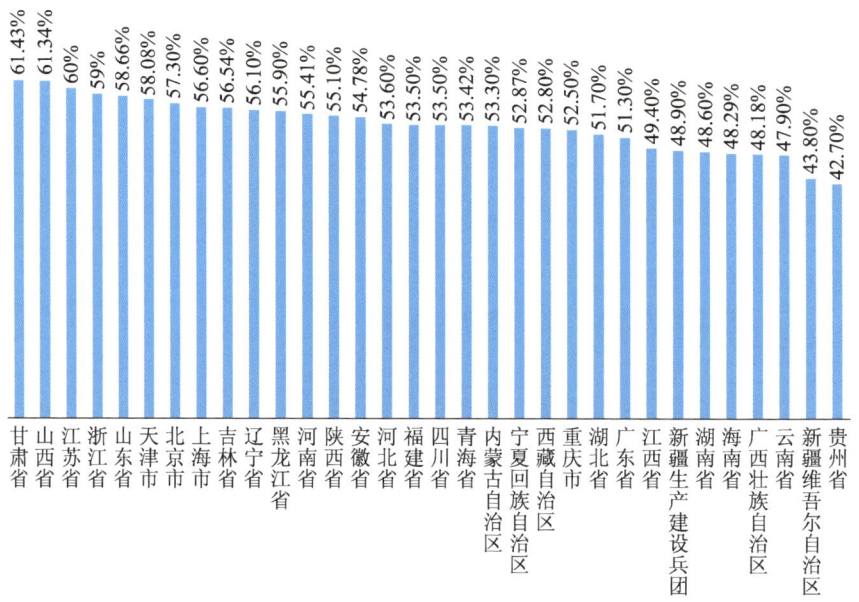

图1 2018年全国32省（自治区、直辖市）6~18岁学龄儿童青少年近视率

（1）近视率不断上升的严峻形势

儿童青少年近视现状严峻。中国是儿童青少年近视大国，且呈现"低龄化、普遍化、高度化"趋势。许多儿童在学龄前即开始出现近视。儿童青少年近视患病率居高不下、不断攀升，已经成为关系国家和民族未来的大问题。据流行病学统计，我国南方经济发达地区3~6岁学龄前儿童近视患病率为3.7%，进入学龄后小学生每年近视发病率为10%~20%，初中生近视患病率为

60%~80%，高中生近视患病率为80%以上。2019年4月，中华人民共和国国家卫生健康委员会（简称"国家卫健委"）发布2018年中国儿童青少年近视调查结果显示，儿童青少年近视总体发生率达到53.6%。其中，小学生为36%，初中生为71.6%，高中生为81%。2020年6月5日公布的《中国眼健康白皮书》显示大学生近视率已超九成。世界卫生组织的最新研究报告提示，目前中国近视患者人数多达6亿，几乎是中国总人口数量的一半。我国青少年近视率已经高居世界第1位。据估计，到2050年我国近视患病人口将接近9亿，呈现出发病率高，且快速增长的趋势。

（2）近视严重影响社会及经济发展

儿童青少年近视患病率高居不下，不仅会造成军事、航空航天等有视力要求的领域人才短缺，并且鉴于学生近视过于普遍，我国征兵工作也遇到重新考虑视力标准的挑战。在2003年，对大学生入伍的要求为右眼裸眼视力不低于4.6（5分记录法），左眼裸眼视力不低于4.5；到2014年将该标准降低到不论学历，所有应征人员的右眼裸眼视力低于4.6，左眼裸眼视力低于4.5为不合格。国防安全保障问题已经出现，同时还会带来严重的社会和经济问题。普通的低中度近视，虽然可通过眼镜或者激光手术等光学矫正手段恢复生活视力，对正常的工作和生活影响较小，但是眼镜和手术支出不菲，对于个人和国家都是一笔不小的经济负担。据美国统计，每年用于验光配镜的费用超过200亿美元，其中大部分用于近视。在我国，每年的验光配镜相关费用已达到千亿元人民币，每年的近视激光手术费用也在百亿元人民币以上。世界卫生组织统计，以近视为主的屈光不正在2004年的全球疾病负担谱中列第14位，占全球疾病负担的1.8%，居所有眼科疾病首位；并预计在2030年上升为全球疾病负担谱第8位，占全球疾病负担的2.7%。因此，近视所带来的经济负担将会持续增加。

（3）高度近视造成严重视力损伤

近视高发已经引起全社会的关注，但高度近视更让人担忧。我国是一个典型的高度近视（近视度数超过－6 D）高发国家。温州市中小学生（2019年）高度近视患病率为4.48%，安徽省高中生（2018年）高度近视患病率高达12.7%，国家卫健委发布全国高三年级学生（2019年）高度近视患病率占比达到21.9%，上海市高三学生（2019年）高度近视患病率甚至达到23.4%。

伴随近视发生年龄段提前和近视患病率上升，高度近视患者数量显著增加，高度近视并发眼底病理性改变概率也随之增加。高度近视所导致的一系列并发症，如视网膜脉络膜病变、视网膜脉络膜新生血管、眼底出血等，造成不可逆的永久性视力损害，严重者甚至失明。因高度近视所导致的并发症即使通过眼镜或者手术矫正屈光问题，也不能挽回其并发症的发生与转归。因此，光学矫正手段对于高度近视患者是"治标不治本"的。高度近视目前也已经是我国第2位致盲原因，为不可逆致盲性眼病的第1位，预计不久的将来可能会上升为首位致盲原因，将是我国公共卫生事业的一大挑战。

(4) 近视是可防可控的

近视与一些普通疾病不同，它的发病机制比较复杂，许多机理仍然不清，也导致近视尚无有效治疗方法。目前，只能通过光学方法或手术进行矫正，而真正意义上治疗或治愈近视还未实现。但这并不意味着我们对近视"无计可施"，只要落实一系列精准科学的举措，近视还是可防可控的。这也是目前我们将近视的重点聚焦在早期防控的一个重要原因。

《实施方案》发布以来，全国各地，多措并举、多方联手、多管齐下，儿童青少年近视防控取得显著成效。从国家卫健委、教育部等部门核定的各省份近视率来看，全国儿童青少年总体近视率由 2018 年底的 53.6% 降到 2019 年底的 50.2%，一年下降了 3.4%，超额完成了第 1 年的任务。26 个省份实现了近视率每年下降 0.5% 或 1% 的防控目标，29 个省份 2019 年近视率较 2018 年有不同程度下降。由此可见，近视防控干预与不干预不一样，认真干与不认真干也不一样，真抓实干就能取得实实在在的成效。

近视防控是一项长期工程，越往后走，难度越大。2020 年上半年，受新冠疫情影响，学生们改变了学习方式，减少了户外活动、增加了使用电子产品时间，对近视防控工作带来了新的挑战。教育部发布调研数据，从 2019 年底至 2020 年 6 月份，半年内近视率增加了 11.7%，其中小学生的近视率增加了 15.5%，初中生增加了 8.2%，高中生增加了 3.8%。面对疫情带来的不利影响，相关部门迅速行动、谋划对策、合力攻坚。据统计，2020 年全国儿童青少年总体近视率为52.7%，较2019年上升了2.5%，但较2018年仍下降0.9%，基本实现了《实施方案》近视率每年下降0.5%的防控目标。

近视是可防可控的，要确保如期实现《实施方案》规定的各项目标，不仅要坚定信心，坚持不懈，还要多谋创新之举、攻坚之策，不断提升儿童青少年近视防控能力。

2. 多方联合体系，是推进近视防控的关键

2018年习近平总书记做出重要指示，我国学生近视呈现高发、低龄化趋势，严重影响孩子们的身心健康，这是一个关系国家和民族未来的大问题，必须高度重视，不能任其发展。习近平总书记强调，全社会都要行动起来，共同呵护好孩子的眼睛，让他们拥有一个光明的未来。

2020年4月，即在抗击新型冠状病毒疫情和复工复产的关键时期，习近平总书记在陕西省安康市考察时，仍不忘近视防控工作，再次指出"现在孩子普遍眼镜化，这是我的隐忧"。由此可见，近视问题的重要性和其本身的现实紧迫性。

在习近平总书记亲自关注下，近视防控已经上升为国家战略。自2018年《实施方案》发布以来，各方各司其职，协同推进，"政府主导、部门协同、学校与医疗机构落实、社会参与"的近视防控联动格局已经确立。2021年4月，教育部等十五部门联合印发《儿童青少年近视防控光明行动工作方案（2021—2025年）》

（以下简称"光明行动"），进一步贯彻落实《实施方案》，凝聚力量，多措并举，推进近视防控工作。在这过程中，"各系统联动机制"的体系建设初步形成，并成功实践。

近视防控过程是一个循序渐进的科学过程，也是多部门协同、全方位措施并进的系统工程，其关键环节包括儿童青少年近视本底数据的获取、针对未发生近视的儿童青少年的防控、针对已发生近视的儿童青少年的科学干预及以数据化和问题为导向贯穿儿童青少年成长全过程的近视管理。此外，近视防控科学普及将贯穿近视防控全过程，营造全民防控近视氛围，引导正确的近视防控社会风尚。

这里我们倡导建立综合防控儿童青少年近视体系，以此实现"五方联动"的具体防控，概括起来如下：坚持可信、可行、可及、可支付的近视防控四项基本原则；清晰本底、教医协同、一增一减、全民动员、综合防控五个基本要点。

（1）可信、可行、可及、可支付的近视防控四原则

"可信"是指科学开展近视检测并获得准确有效的数据。教育部近视防控与诊治工程研究中心召开近视防控专家研讨会，认为非睫状肌麻痹状态下"裸眼视力＋屈光度数"的近视普查模式，能基本准确地反映儿童青少年近视情况，可以作为近视普查的简化模式。对于普查中发现存在视力问题、疑似近视和矫正不到位的儿童青少年，就近推荐到有资质的医院、视光中心进行进一步的检查。

"可行"是指人员分工合理,时间控制得当,能够在一定期限内高效完成普查和防控任务。在温州市近视普查过程中,尝试采用不同设备和人员组合开展试点,引入信息化技术实现检测过程数据信息的自动上传、总结,能够将平均每名学生的近视检测时间降低至22.5秒,15分钟完成一个班级(40人)、6小时完成一个学校(1000人)的检测任务,将中小学生近视普查变为现实(图2)。

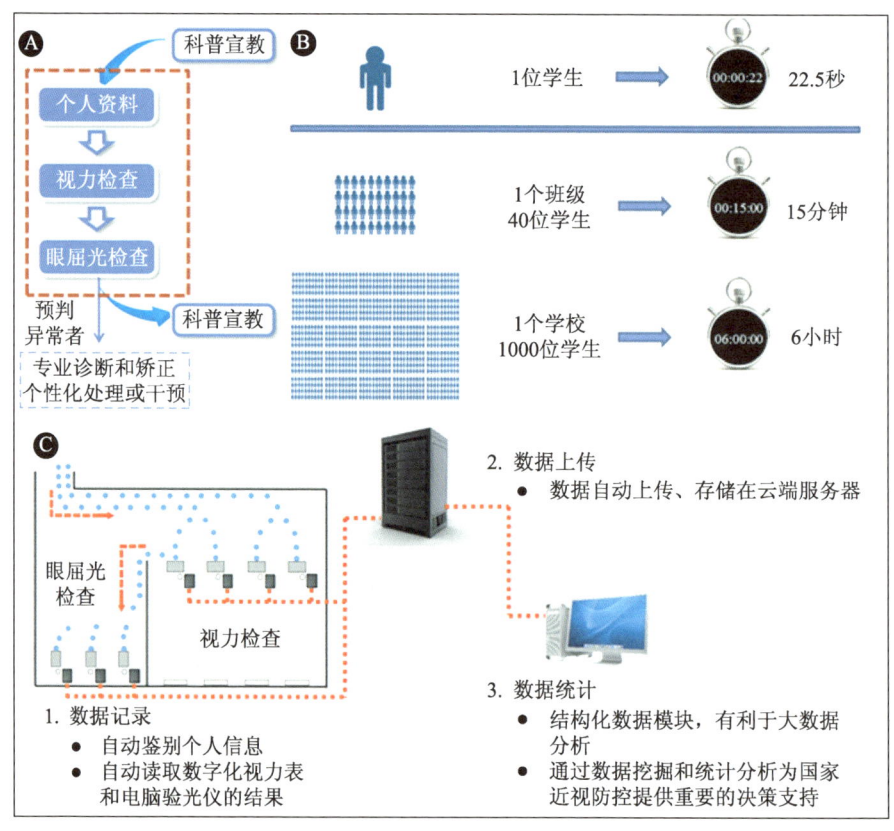

A:近视检测流程;B:近视普查效率提升示意;C:近视检测信息系统工作流程。

图2 近视普查的信息化流程

"可及"是指近视防控队伍非专业化。经过短时间培训，普通人员也能够掌握基本的近视防控知识，具备简单的检测技能，从而不断壮大基层近视防控队伍。在中小学生近视防控中，开展针对保健教师、校医、班主任等近视普查培训、实践，具有重要意义，一方面解决了普查专业工作人员不足的问题；另一方面切实将近视防控从专业领域延伸至学校工作人员等群体，更加接地气、有针对性，扩大了防控知识、技术传播群体。这方面的尝试已经在温州市开展并取得了初步成效。

"可支付"是指减少预算和开支，即尽可能减少人力、财力和时间成本，保障近视普查和防控工作长期可持续开展。在温州市多所中小学校的普查实践中，从专业角度系统化指导开发、试用了一批标准化的新型国产屈光检查设备和信息设备，形成精品组合，实现检测和分析过程的全信息化处理。在保证准确性检测的前提下，实现人员精简一半、时间节省一倍，总成本下降三分之二，有力地支持了国家开展近视普查和防控工作。

(2) 以普查为驱动的"教医协同"近视防控方案

在目前的教育体系构架下，实施全面的学校、家庭教育减负等还存在一定的实际困难，医疗资源相对比较紧缺，对此我们在实践基础上提出以普查为驱动的"教医协同"近视防控方案，可以作为将近视防控融入普查体系的新尝试（图3）。

以普查工作为契机，系统性培养基层近视防控人员，建立近视防控梯队体系。即加强知识、技术培训，以保健教师、校医为

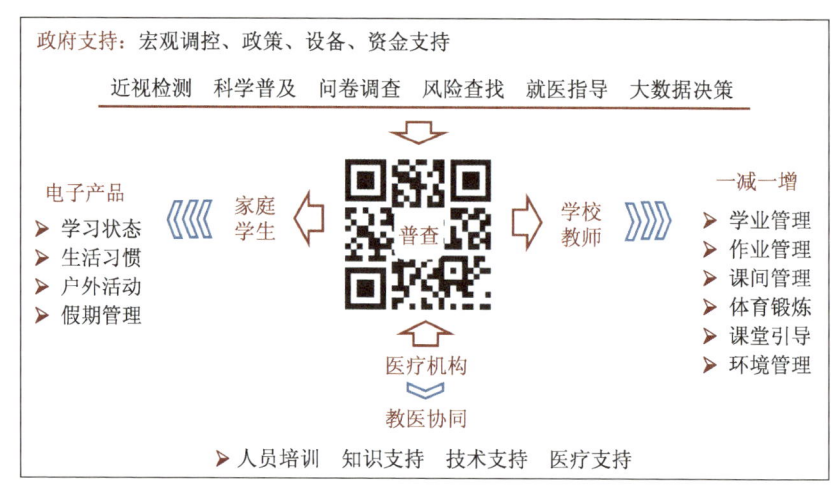

图3 以普查为载体的近视防控体系

主体，校领导、班主任为关键参与者的学校内近视防控人员支撑系统。通过普查把近视防控技术、知识带进校园，形成重视近视防控的校园氛围。

以普查工作为动力，将近视防控思想和科学普及知识传递给学生和家长。让学生和家长充分了解近视的危害，理解"近视是一种病"，从思想上重视近视防控。同时，通过普查积极调动儿童青少年防范近视的心态，在普查过程进行科学知识普及，从而引导学生家长参与到近视防控之中，将其变为自觉行为。

以普查工作为抓手，推进教医协同，实现近视防控预警和防控指导系统建设。以科学数据为依据，对学生视力问题提出专业建议，提升家长和学生科学防控近视的能力，并做到早发现、早干预，避免近视的过早发生，严防近视快速进展，严控近视高度化。

（3）进一步建立儿童青少年近视防控长效机制

高度重视科学的顶层设计，加大力度推进近视防控体系和长效机制建设，当前比较利于操作和推进的长效措施可以概括如下。

落实"双减双加"举措。在"一增一减"的基础上，进一步升级实施"双减双加"，即落实双减政策，加强体育锻炼，加强健康教育。树立学校近视防控主体地位，在重视教育问题的同时，更要关注学生的眼健康，减轻学生在校期间的学业负担，减少长时、近距看书、做作业时间。增加有效的阳光下户外活动时长，增加家庭参与的健康教育，落实课外减负，形成学生、家长、教育部门、医务工作者和政府共同努力的防控局面。

科学、规范使用电子产品。电子产品的过度使用已经成为儿童青少年近视高发的重要因素之一。在学校、家庭教育中引导儿童青少年科学使用电子产品，避免过度娱乐性应用，总体减少电子产品使用频率和时长。建议0~3岁婴幼儿禁用手机、电脑等视屏类电子产品，3~6岁幼儿应尽量避免接触和使用视屏类电子产品。特别要加强儿童青少年在假期中的视觉健康管理，不能让电子"保姆"成为假期中的近视"杀手"。

建立个人近视档案，科学引导视力矫正，预防高度近视形成。将普查和专业指导相结合，实现学生近视早发现、早干预，通过科学普及和专业机构诊治相结合的方式引导学生科学配镜，延缓近视进展。建立个人近视电子档案，开展信息化预警，将近视进展快（如年均进展大于0.5 D）的个体列入预警对象，重点提示、干预，避免形成高度近视。

加强中小学校园眼健康专业人员培养，加大近视防控设施投入。专业人才和专业设备的缺乏，尤其是基础数据调查和防控一线专业人员和专业知识、设备的缺乏是限制近视防控工作开展的重要因素。应提升校园近视防控软硬件建设，加强相关人员、设施的配备，加大相关知识的科普宣传力度，强化与专业机构的联系。

建立近视防控科学普及系统，营造近视防控全民氛围。近视防控的关键还在于近视防控知识、技术的科学普及。对于绝大多数家长、教师和学生等社会公众而言，了解近视、清楚地知道近视形成的过程及其关键诱因和危害对于近视防控有重要的意义。对于专业的眼科和社区全科医务人员，了解近视的深层次机制，及时指导对存在近视风险的儿童青少年开展早期检测、诊断和干预，对于预防近视形成，延缓近视进展意义重大。只有当近视防控的全民氛围形成，才能真正从根源上降低近视发生率。

（4）五方联动的具体近视防控体系

儿童青少年近视防控是一个综合工程，需要有多个系统的合作与参与，主要有家庭、学校、医疗卫生机构、学生和政府部门五大部分构成。在孩子成长的各个阶段，其侧重点不同，但各司其职缺一不可。

1）家庭防控

关注两个关键阶段，采取六项有效措施，做到七要、五不要、一保持。①两个关键阶段：0~6岁的视觉发育期；中小学的视觉成熟期。②六项有效措施：增加户外活动和锻炼；控制电子产品使用；减轻课外学习负担；避免不良用眼行为；保障睡眠和营养；做到早发现、早干预。③七要：要多在户外阳光下活动养成终身锻炼的好习惯；要劳逸结合，有规律的远眺；要减轻孩子课外负担；要保证充足睡眠；要注意视力状况和用眼卫生；要保证学习阅读环境充足的光照亮度；发现视力问题，要及时到有资质的医疗机构矫治。④五不要：不要过度使用电子产品；不要盲目参加课外培训、跟风报班；不要在走路、吃饭、卧床、行车、暗环境或阳光直射时阅读；不要长时间、近距离用眼；不要养成挑食、偏食的不良习惯。⑤一保持：让孩子始终保持"一尺、一拳、一寸"的学习姿态，即眼睛与书本距离应约为一尺、胸前与课桌距离应约为一拳、握笔的手指与笔尖距离应约为一寸。

2）学校防控

推进一个主体地位，十项有效措施，做到八加强、八减少、一常态。①一个主体地位：落实教育部门、学校在儿童青少年近视防控中的主体地位。②十项有效措施：减轻学生学业负担；加强考试管理；改善视觉环境；坚持眼保健操、健身护眼操等护眼措施；强化户外体育锻炼；加强学校卫生与健康教育；科学合理使用电子产品；定期开展视力监测；加强视力健康管理；倡导科学护眼。③八加强：加强学校、教室健康标准的落实，保证采光、照明要求；加大改善教学设施条件力度，采购可调节课桌椅；加强教师和学生视力关注力度；增加在校户外体育活动时间；加强课堂用眼管理，动静结合，视近、视远交替；加大学校近视科普宣传力度；加大教师、课堂近视防控知识训练；加强学校医务室建设和视力健康设施配备。④八减少：减轻学习负担，"零起点"教学；减轻作业压力；减少考试次数；减去以荣誉、排名选拔学生；减少甚至消除"大班额"；减少电子产品教学时长；减轻幼儿教学负担，严禁幼儿园"小学化"；减少幼儿教学电视、投影设备使用时间。⑤一常态：将学校定期近视普查、建档和视力健康管理工作常态化。

3）医疗卫生机构防控

关注三类重点人群防护，提供三项专业支撑，落实12个关键环节。①三类重点人群防护：0~6岁幼儿视力检查；中小学生近视预防；高度近视儿童青少年诊疗。②三项专业支撑：建立视力档案；规范诊断治疗；加强健康教育。③12个关键环节：幼儿视力早监测、早发现、早预警、早干预；保证0~6岁儿童眼保健和视力检查覆盖率90%以上；开展中小学生视力复查，及时更新视力档案；发现视力异常和可疑眼病，提供个性化防控方案；县级以上综合医院普遍开展眼科医疗服务；针对儿童青少年近视患者采取适宜干预、治疗措施；重视高度近视患者，避免并发症发生，降低危害；制定跟踪干预措施，完善视力健康电子档案记录；开展近视防治研究，加强成果转化应用；发挥中医药在近视防治中的作用；加强近视防控专业科普教育，发挥专家指导作用；发挥公共卫生作用，发起儿童青少年和家长自主健康行动。

4）学生个人防控

注重意识提升，养成5个用眼好习惯。①意识提升：提升"每个人是自身健康的第一责任人"意识，主动学习近视防控知识，发现视力问题自觉告知师长，寻求医疗干预。②5个用眼好习惯：认真规范做好眼保健操；保持正确读写姿势；积极参加体育锻炼和户外活动；养成良好生活方式，不熬夜、少吃糖、不挑食；自觉减少电子产品使用。

5）八部门防控职责分工

《实施方案》由教育部等八部门联合印发，并明确各自职责分工，在宏观调控，政策、人力、物力、财力等方面提供全面支持。《实施方案》指出，防控儿童青少年近视是一项系统工程，各相关部门都要关心、支持、参与儿童青少年视力保护，在全社会营造政府主导、部门配合、专家指导、学校教育、家庭关注的良好氛围，让每个孩子都有一双明亮的眼睛和一个光明的未来。

综上所述，近视防控是一项系统性工程，需要持续的坚持、关注，各方广泛参与，才能够真正实现《实施方案》确定的总体目标。对于医务工作者而言，虽然已对近视防控工作做了大量的投入，取得了一定成效，但总体上看，离长期科学有效防控还存在一定的距离。在未来的工作中，如何建立、发展有效的近视防控工作仍然是一项艰巨的任务，需要每一位医疗和科学工作者倾注心血，进一步建立可信、可行、可及、可支付的防控机制，切实做好儿童青少年近视防控工作。

此外，受新型冠状病毒疫情的影响，我国儿童青少年普遍经历了漫长的居家生活和网课学习，近视问题进一步加剧，如何做好疫情后近视防控工作也是一项新的课题，需要得到更多的关注和更大力度的推动。

3. 近视防控政策解读

加强儿童青少年近视防控，促进儿童青少年视力健康是中央关心、群众关切、社会关注的"光明工程"。《实施方案》发布以来，各部门、各级政府出台了一系列促进视力健康的政策、制度和实施方案；专业研究机构颁布了一系列防控近视的标准、指南和技术规范，共同构建儿童青少年近视防控"作战图"。仔细解读这些政策举措，我们可以更加清楚看到党和政府实施近视防控的决心和信心，明确近视防控工作的目标和路径，从而更加深入推进工作落实，取得实效。

（1）近视防控是场"持久战"，务必毫不松懈坚持下去

当前，站在健康中国和教育强国两大战略的历史交汇点上，儿童青少年近视防控成为落实国家重大战略的重要领域、硬性任

务、关键指标和实际行动。为坚决贯彻落实党中央、国务院决策部署，为如期实现《实施方案》2030年各项目标任务奠定基础，2021年4月30日，教育部等十五部门联合印发"光明行动"。"光明行动"不仅与《实施方案》相衔接，还与教育部提出的中小学生作业、睡眠、手机、读物、体质"五项管理"相结合，与"抗疫"经验相融合。主要聚焦近视防控关键领域、核心要素和重点环节，明确了到2025年每年儿童青少年近视防控的目标，强调了引导学生自觉爱眼护眼、减轻学生学业负担、强化户外活动和体育锻炼、科学规范使用电子产品、落实视力健康监测、改善学生视觉环境、提升专业指导和矫正质量、加强视力健康教育等8个专项行动主要任务。

任务的细化就是要强化部门主体责任意识，紧抓防控目标，采取切实管用的措施和办法，逐年清单式向前推进，推动各项综合防控儿童青少年近视措施进一步落地落实。与此同时，要牢固树立"健康第一"的教育理念，引导全社会树立正确健康观、教育观、成才观，坚持综合防控、科学防控、精准防控、有效防控。近视防控看起来是生命健康领域的工作，但从另一个角度来看，也是教育体制改革的重要突破口之一。"十四五"时期，我国教育进入高质量发展阶段，面临着新形势、新理念、新格局、新目标和新要求。近视防控工作也到了新阶段，需要进一步明确工作目标和路径，力争在2021—2025年取得新进展、新突破。

(2) 工作评议考核是指挥棒

近视防控不能急于求成，也不能无所作为，必须重过程，务求实效。这个实效，不能单看近视率这一个指标，还要看综合评价相关措施是否落地落实。

考核是指挥棒，考核内容就是风向标，科学合理的考核制度势必对改变现实存在的突出问题有积极意义。因此，要想让政绩考核发挥指挥棒的功能，离不开考核细则的制定和配套措施的落实，如推进教育评价改革、改善校园和家庭视觉环境、加大健康知识普及、提高家长重视程度、养成良好用眼习惯等。

为深入贯彻落实习近平总书记关于儿童青少年近视防控系列重要指示批示精神，进一步落实《实施方案》，2019年教育部、国家卫健委与省级人民政府签订近视防控工作责任书，2020年8月，教育部、国家卫健委及国家体育总局联合印发《全国综合防控儿童青少年近视工作评议考核办法》，每年面向各省级人民政府开展全国儿童青少年近视防控评议考核工作，将儿童青少年近视防控工作、总体近视率和体质健康状况纳入政府绩效考核。

考核评议工作坚持以全面考核、突出重点，实事求是、客观公正，目标导向、力求实效为原则，全面评议考核各地儿童青少年近视防控整体推进情况。目前，已面向各省级人民政府开展2019年度、2020年度的评议考核工作。从考核结果来看，这种刚性约束强化了政府责任，有利于推进近视防控。因此，评议考核工作一定要持续部署，层层推进，还要建立专项督查督导工作，只有抓住各级人民政府这个"关键主体"，抓住领导干部这个"关键少数"，抓好县区及各类学校的政策落实，方能切实推动党中央和国务院综合防控儿童青少年近视决策部署落地落实。

(3)"双减"之下，防控举措更要精细

用眼过度是造成儿童青少年眼睛近视高发的重要原因。由于过于追求分数，一些孩子作业负担较重，课后奔波于校外培训机构，户外活动时间被严重挤压。2021年7月中共中央办公厅、国务院办公厅印发了《关于进一步减轻义务教育阶段学生作业负担和校外培训负担的意见》（以下简称"双减"），即减轻学生不必要的课业负担和不必要的校外培训负担。与此同时，教育部印发了"五项管理"+"新五项管理"等10个政策文件，加强中小学生作业、睡眠、手机、读物、体质管理（简称"五项管理"），提出了全面压减作业总量和时长、大幅压减考试次数、帮助幼儿养成良好用眼习惯、为学生提供符合用眼卫生要求的学习环境、学校建立学生体质监测制度等要求。

这些政策的落地为近视防控工作提供了更好的实施空间。在"双减"政策的推动下，2021年在规定时间内完成书面作业的学生占比，由"双减"前的46%提高到目前的90%，有效减轻学生负担。减轻过重的课业负担，可以减轻中小学生的用眼负担，这对近视防控是一个积极有效的推动。但近视防控并不是"一减了之"，如果从学业中"减"出来的时间，没有用于户外活动、艺

术活动等，而是躺着看电视、长时间玩游戏，那对视力保护反而更有危害。因此，"双减"之下一定要做好"双加"，即增加户外活动、加强健康教育。学校、家庭、社区都要参与其中，增强近视防控意识，精细精准落实相关举措。还需要注意的是，"双减"后许多学校实行课后托管，学生在校时间变长，体育活动时间也要相应增加，确保达到每日 2 小时户外活动的要求。

（4）大数据赋能，是工作推进的重要手段

2021 年 6 月，教育部印发《关于做好中小学生定期视力监测主要信息报送工作的通知》，要求从 2021 年秋季学期开始，全国中小学校每年需开展两次视力监测并上报，要求各地教育部门按标准配备校医，配备视力监测检查设备，保障开展中小学生和幼儿视力监测工作。

摸清近视本底数据，可以准确掌握儿童青少年近视现状，科学研判形势，对症下药，精准防控，真正做到早预防、早发现、早干预。作为 2020 年全国儿童青少年视力健康管理先行示范区，温州市在这方面有成功探索的经验。有效破解近视普查工作涉及的设备、人员、技术、时间、成本等难题，温州市创新开展了信息化近视普查，目前已经累计 8 次完成"全市域、超百万、高时效"的中小学生近视普查，覆盖全市所有中小学校、所有学段，普查率在 99.5% 以上，并建立儿童眼健康大数据监测平台，实施了一系列科学、预警防控举措。

当前，受疫情等因素影响，近视防控工作面临许多新困难、新挑战。形势越严峻，情况越复杂，越需要发扬科学理性精神，尤其要重视科技运用和大数据支撑，强调科学防控。要充分发挥数字化、信息化方法优势，持续推进近视防控工作。

（5）科普宣传，树立科学爱眼护眼意识

儿童青少年近视防控工作量大面广，不仅需要政府部门重视、专业机构投入，更重要的是要加大科普宣传力度，增强公众科学、正确的近视防控意识，引导全社会共同参与综合防控工作。

教育部于 2020 年 9 月印发《关于开展近视防控宣传教育月活动的通知》，明确每年春季学期的 3 月和秋季学期的 9 月作为近视防控宣传教育月。针对当前普遍存在的"重治轻防"的错误认识，广泛深入开展近视防控宣传教育活动，提升社会公众、家长、教师和孩子自身对近视及其危害的认识，帮助他们了解近视防控的相关知识，这对推动家校联动、教医结合，实现近视防控目标起到重要的作用。

与此同时，教育部全国综合防控儿童青少年近视专家宣讲团成立 3 年多来，多次召开专家集体备课会，统一制定宣讲大纲，研讨宣讲素材，交流各地近视防控宣讲工作有益经验，充分发挥了近视防控"宣传队"作用。2021 年 12 月教育部印发《教育部办公厅关于遴选第二届全国儿童青少年近视防控宣讲团成员的通知》，组建了专家、教育部门负责人、校长（园长）、家长等四类全国儿童青少年近视防控宣讲团，并指导成立中国大学生近视防控宣讲团联盟。

随着宣讲队伍不断壮大、宣讲形式不断创新，宣讲平台不断拓展，科学防控近视的理念越来越深入人心，全民参与防控近视的氛围初步形成。

中小学生近视普查全覆盖及启示

4. 中小学生近视普查全覆盖具有重要意义

中小学生近视普查是近视防控工作的先决措施，也是近视防控工作顺利推进的重中之重。根据我国近视防控总体要求，近视防控工作主要以中小学生为主体展开，试点推进关口前移，逐步完善学龄前儿童视觉健康档案，而中小学生近视普查全覆盖是首要工作。中小学生近视普查全覆盖对防控工作的开展与推进、儿童青少年眼健康、近视发生发展规律的探索、社会经济等方面均有着重大意义。

（1）如何定义"全覆盖"

何为全覆盖？我们认为至少需要做到以下3点。

1）学龄全覆盖

从小学一年级到高三年级，做到覆盖中小学生各个学龄段。我们以学龄而非年龄为指标：①因为中小学阶段的学龄涵盖了

6～18岁的儿童青少年，与我们近视防控需要关注的人群年龄基本重叠；②从管理的角度看，中小学生作为普查对象都包含在学校这个系统中，便于查找、管理和统计；③相关研究表明，近视与学习年龄有着密切的关系，将学龄作为指标有利于更为准确地了解儿童青少年近视的发生发展规律。

2）地域全覆盖

以一座城市为整体，做到覆盖各个村、乡、镇、县、区内的每一所中、小学校。过去，或由于人力资源限制，或由于经济成本不足等，近视普查往往仅以某一个区、某一个镇或者某一所学校为样本（实际上是筛查而非普查）。然而，即使是处于同一个城市内，各个村、乡、镇、县、区等仍存在发展速度、经济水平、教育重视度等方面的差异。因此，近视普查只有达到地域全覆盖，才能真实反映出这座城市中小学生的近视情况，并有利于探索与近视进展相关的环境因素。

3）"次数"全覆盖

以一学年两学期为一个周期，每学期至少完成1次近视普查。儿童青少年从近视发生到进展是一个动态的过程，一年2次的普查数据，能够及时了解一个区域、每所学校乃至每一位孩子的近视变化情况，有利于探索造成近视变化的直接和间接因素，从中找寻更为科学有效的近视防控措施。

做到以上3点"全覆盖"，达到接近100%的中小学生覆盖率，能有效减少系统误差和随机误差，提升儿童青少年近视数据的信效度，使其更为全面且可靠；能有效降低我们进一步分析近视发生发展相关因素时犯一类错误和二类错误的风险，提高检验效力，以准确把握近视发生发展的危险因素及近视防控的有效措施。

（2）"全覆盖"是科学，更是"社会福利"

"全覆盖"的近视普查是一项科学工作，也是一项社会工作，它能提供近视发生发展相关因素的重要线索，为提出更科学的防控措施提供科学依据，为儿童青少年眼健康提供科学指导，也是近视防控工作推进的重要举措，覆盖每位学生，惠及每个家庭，为每一位孩子每一个家庭带来福利。

从静态角度看，提供某一个时间点客观准确的数据，让有关部门可以科学了解每一个孩子的近视情况，掌握每一个地区的近视现状。从动态角度看，提供了某个时期的客观变化，让有关部门掌握每一个孩子的近视进展，了解近视防控措施的有效性。这样所形成以客观数据为硬道理、以动态指标为趋势预判的数据表达，将对近视防控个性化方案的制定、执行和管理具有指导意义，是近视防控工作的基础，同时也是近视防控效果评价的重要参考指标。

"全覆盖"的策略和目标会促使普查系统想尽一切方法让所有的孩子参与其中，让每一位孩子及其家长了解眼睛健康，近视普查的建立，是科学，更是"福利"。①独属于每一个孩子的视觉健康档案，有助于建立完备的视力健康跟踪和预警机制，让每一个家庭准确及时地知道孩子的近视情况及变化情况,并能享受到有针对性的科学防控近视的建议和方法。②从流行病学角度,自然环境、教育环境及家庭环境等因素均可能对近视发生发展产生影响,能够以此找寻影响近视发生发展的关键问题,对了解近视发生发展规律有着重要的科学意义,也能为探索延缓近视进展可行办法提供有效线索。③通过近视普查,了解近视的高危因素,给予有效措施进行干预以预防儿童青少年近视眼的发生和进展,防范在先,精准施策,让儿童青少年近视可防可控。

(3) 做到"全覆盖",需要解决几大关键点

中小学生近视普查全覆盖并非一蹴而就。近视普查全覆盖面向所有地区所有学校的中小学生,且一年需要进行2次,量大且面广,必须达到以下几个条件,才有可能,而且必须一直坚持执行下去。

1)可行

抓住关键参数,检测设备高度智能化,在检查简单快速的同时,能够获得客观可靠的结果数据;利用学校教师资源,培养成为检查人员,以解决医疗工作人力资源不足的问题;结合人工智能和大数据云平台,使数据的记录和储存方便且安全。

2)可及

综合考虑检查手段、仪器设备、人力资源等因素,节省开支,将经济成本控制在政府等方面可承担的范围内。

3）可持续

各相关系统紧抓不懈、持之以恒，设备和人力资源需要稳定循环使用，以减少经济支出，使近视普查成为一项长久性可持续的近视防控举措。

要达到以上条件需要几个大型工作系统：科学的顶层设计、管理与运行系统、多方联动保障普查全覆盖顺利开展；强大的技术平台和强大数据库及其分析能力简化筛查工作，确保大数据安全储存与正确分析；隐私保护法律系统的有效运用以保证每一位孩子的信息安全及普查数据安全等。

5. 中小学生近视普查全覆盖的具体实践

社会重视、国家支持、经济发展、技术创新，全国各省市都在为如何科学高效地实施中小学生近视普查出谋划策。随着近视防控工作上升为国家战略，各省市相继开展近视普查。其中，北京市、上海市、湖北省、山东省、浙江省、广东省等都有非常有意义、有成效的普查探索及实践，这里以温州市百万中小学生近视普查全覆盖为典型案例，探索如何将工作落实。

（1）政府支持、多方联动

为落实《实施方案》要求，温州医科大学附属眼视光医院作为教育部近视防控与诊治工程研究中心的依托单位，携手温州市政府、市教育局、市卫健委，成功建立"政府引领、学校主体、专业支撑"的近视普查和防控"浙江模式"。

在温州市委市政府支持下,"明眸皓齿"行动在 2018 年 7 月被提出,经多次研讨、审阅、批示后形成科学可行的《温州市儿童青少年"明眸皓齿"工程实施方案》,并在市人大会议上经全体代表投票表决被选为温州市"十大民生实事"之首,至 2019 年 3 月项目正式启动并发布实施方案,由温州市教育局牵头负责"明眸皓齿"近视防控工作,并依托温州医科大学附属眼视光医院设立温州市儿童青少年近视防控工作指导中心。

方案提出 2019 年 3 月为准备启动阶段,计划制定出台实施方案,建立领导组织机构和技术指导中心,开展视力普查试点准备和宣传工作;2019 年 4 月至 2023 年 12 月为组织实施阶段,2019 年 5 月底前完成视力检测设备采购和人员培训,2019 年 6 月实施第 1 次全面普查,落实一学年 2 次普查任务;2024 年 1 月至 2030 年 12 月为巩固提升阶段,持续推进总结提高,率先实现防控目标,建立长效机制,巩固提高工程成效。

之后,经过短时间的筹备,在温州市委市政府坚强领导、温州医科大学附属眼视光医院专业支撑,全市教育、卫生部门、学校有效配合及共同努力下,先后完成了全面动员、前期培训、设备采购、广泛宣传等准备工作,于 2019 年 6 月全面开展世界首例全市域百万中小学生近视普查,并于 2019 年 9 月、12 月完成第 1 阶段普查,并建立儿童眼健康档案。随后按方案计划在 2020 年、2021 年 6 月、12 月分别完成全市域百万中小学生近视普查,实现每学年 2 次的普查任务。截至 2022 年 9 月,温州市已完成 8 次儿童青少年全覆盖近视普查，建成效率高、随访全的百万级别视觉健康本底数据库。

百万中小学生近视普查全覆盖工作能够顺利提出并实施，政府的支持和多方联动起着重要作用。

（2）科学设计：参数、流程、数据化、固定化

综合考虑近视普查的可行、可及、可持续性，近视普查方案选定了3个客观、经济、可追溯、能有效管理的关键参数：①一般信息；②视力；③眼屈光度数。

指导开发儿童青少年近视防控信息系统（图4），使整个普查流程实现数字化管理体系：被检测者的一般信息，包括姓名、身份证号和学号，根据学校提供的学生信息形成个人信息二维码，在检查时使用系统APP，扫描二维码读取个人信息；视力检查使用对数视力表，设备包括标准对数视力表灯箱和数字化液晶视力表，使用5分记录法数字化记录视力结果；眼屈光检查则使用电脑验光仪，与系统APP连接，电脑验光结果将自动记录并显示在系统上。相比以往单纯的视力筛查，检查增加了客观屈光检查，结合两种数据，并相应增加了数据比对，可以比较科学地提供学生的视力和屈光状态，为学校和家长更好地提供视力预警。

为了使普查工作更为标准化和规范化，我们建立了近视普查的规范流程（图5）：①使用儿童青少年近视防控信息系统，通过二维码扫描读取个人信息；②进行视力检查，数字化记录视力结果；③进行眼屈光检查，并自动记录电脑验光结果；④数据可通过蓝牙自动上传至云端服务器,以便进行数据的挖掘和统计分析。据统计,每一位学生完成整个流程仅需22.5秒,完成一个班级40个学生的所有检查仅需15分钟。

经过科学探索总结而成的以上3个关键参数,且结果数据化、检查流程化及流程固定化的近视普查方式是百万中小学生近视普查全覆盖得以实现的另一大关键因素。

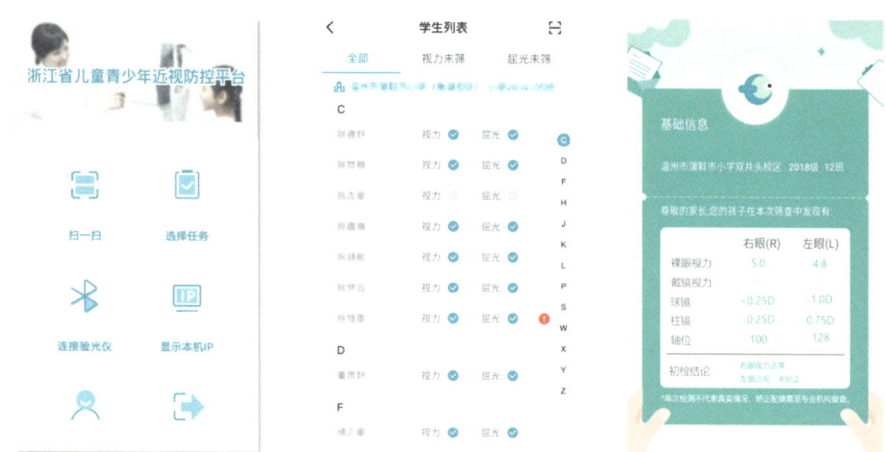

图4 儿童青少年近视防控信息系统

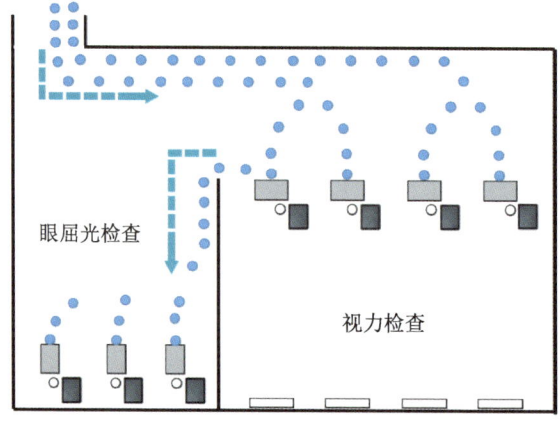

图5 温州市百万中小学生近视普查流程

(3) 社会各界联动性持续支撑

在《实施方案》中，明确表达了儿童青少年近视防控需教医协同。其关键在于"教育"在先，防控的主体人群大部分正在中小学读书学习，而学习是直接影响近视的重要因素，孩子、家长、学校、教师就成为最重要的近视防控工作主体。因此，学校主要负责学生普查和检查是最可行的近视防控基础。

通过眼视光学专业设计和引领，结合教育部门获取系统学生数据库；指导企业开发网络化检测设备和信息化防控系统为近视普查数据的收集和存储提供技术支持；通过培训教师进行客观操作及智能化视力检测，使教师们可以灵活地根据学生作息时间进行普查，极大地提高了效率，为筛查进一步需要到医院检查的学生提供实际可操作性；专业人员也可以更多地针对筛查出来需要到医院等专业机构对学生进行仔细的医疗检查和近视干预，并对学校和家长进行科普知识教育，教师们也能更好地掌握更多的护眼常识，发挥教育者的作用；此外，与政府和事业机构合作形成严谨的数据使用和严密的执行规范，将近视普查数据纳入到城市的大数据管理中，使数据的存储更为安全，也使数据的应用更为广泛，为城市健康建设提供科学指导。

6. 百万近视普查数据，对防控工作的启示

诸多城市在儿童青少年近视防控工作中积极探索，给大家提

供了非常有意义的借鉴。这里还是以温州市百万儿童青少年普查工作为例,分析近视普查及大数据对防控的推进作用。

自2019年6月起,温州市已经连续开展8次近视普查工作,每次均完成近110万名的中小学生的近视普查工作,全市中小学普查率99.50%以上。百万近视普查正在以下几个方面呈现有价值的数据,给予我们诸多启示。

(1) 了解儿童青少年近视客观状态,防控对象更加清晰

以基线普查工作为例,2019年6月1日至6月30日,普查学校1333所,温州市在籍中小学生1 060 925人,收集检测数据1 054 251条,普查率99.58%。各地普查人数情况见图6。

1)各年级近视率持续增长,远视储备普遍不足

全市总体近视普查基线数据表明,2019年6月中小学生近视率高达55.83%。小学、初中和高中近视率分别为38.16%(38.03%~38.28%)、77.52%(77.36%~77.68%)和84.00%(83.83%~84.18%)(图7),小学、初中和高中高度近视率分别为0.95%(0.93%~0.98%)、6.90%(6.80%~7.00%)和12.98%(12.82%~13.14%)(图8),随年级增长而不断攀升。全市各年级阶段近视率普遍高于全国(图9)。按年龄分析发现,各年龄段近视率变化与年级变化相仿:温州市7~18岁儿童青少年近视率随年龄的增长持续升高。上述结果提示小学阶段依然是近视的快速增长期和防控关键期。

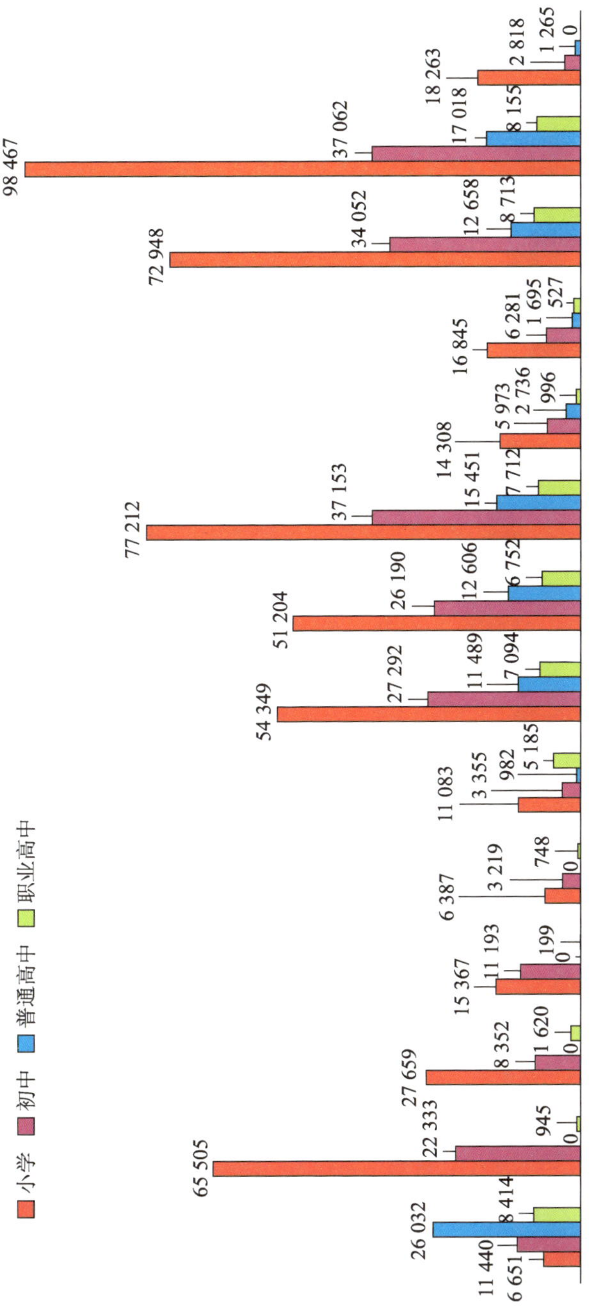

中小学生近视普查全覆盖及启示 033

图6 全市各县（地级市、区）近视普查情况

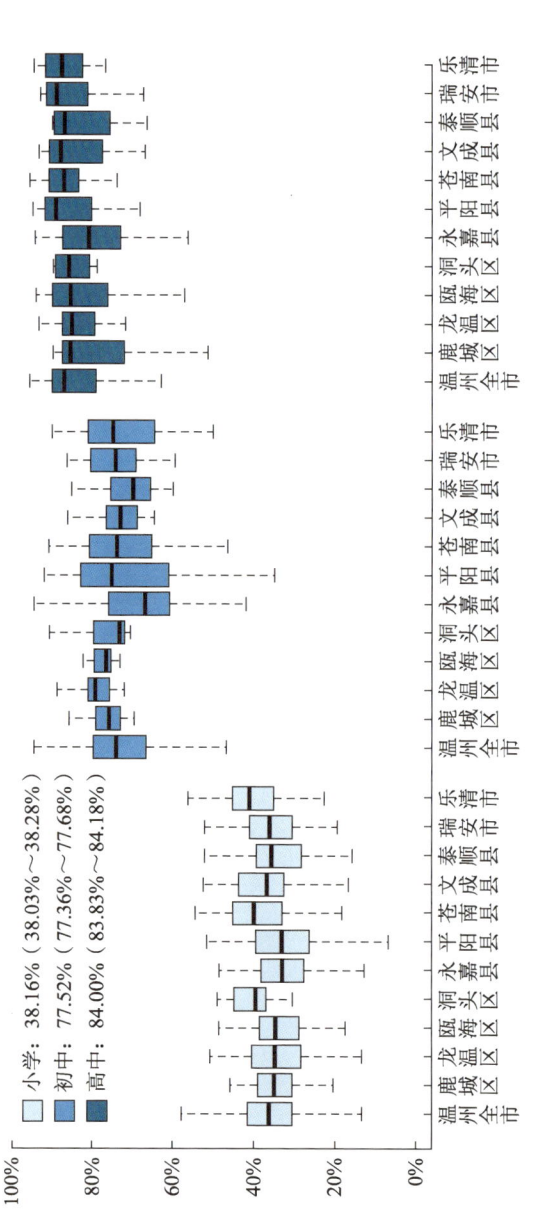

图 7 温州市各县（市、区）中小学各年级近视率情况

中小学生近视普查全覆盖及启示 035

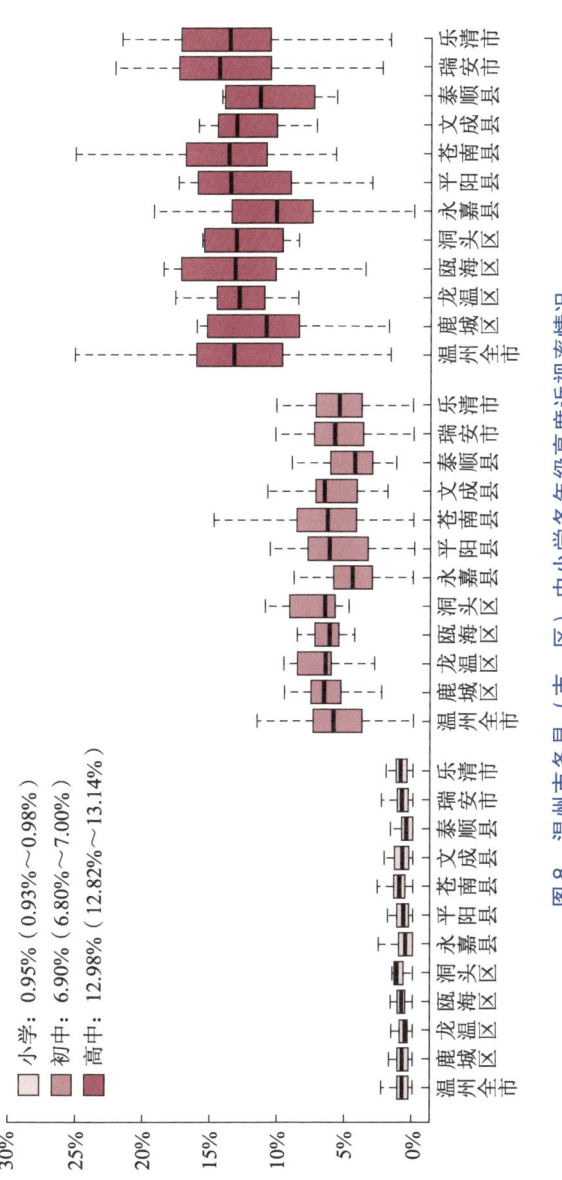

图8 温州市各县（市、区）中小学各年级高度近视率情况

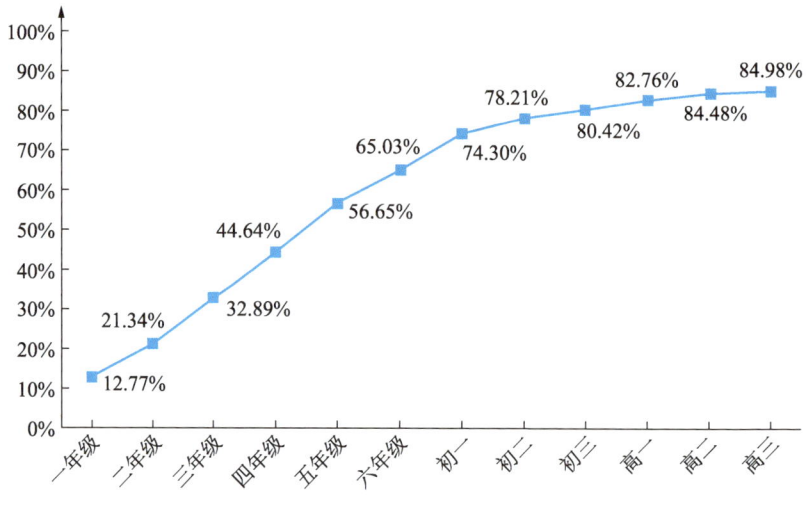

图9 温州市各年级近视率情况

对温州市中小学生的屈光度数进行分析，温州市各年级右眼球镜度数（衡量眼屈光水平的参数，0表示正视水平，正值表示远视水平，负值表示近视水平，正常0~12岁儿童青少年应呈正值状态，即远视储备）分布见图10。各年级中小学生平均球镜水平持续下降。总体而言，中小学生远视储备明显不足，低龄中小学生近视预防意义重大。

2）同学龄阶段女生近视率总体高于男生

学龄阶段，男女生近视情况存在显著差异。值得关注的是，一年级男女生近视率无显著差别。小学阶段，男女生近视率差值持续增大，最大差值8.38%（六年级）。女生近视率高于男生。

3）不同学校近视率存在显著差异

①城乡学校近视情况：城镇学校总体近视率为57.09%，农

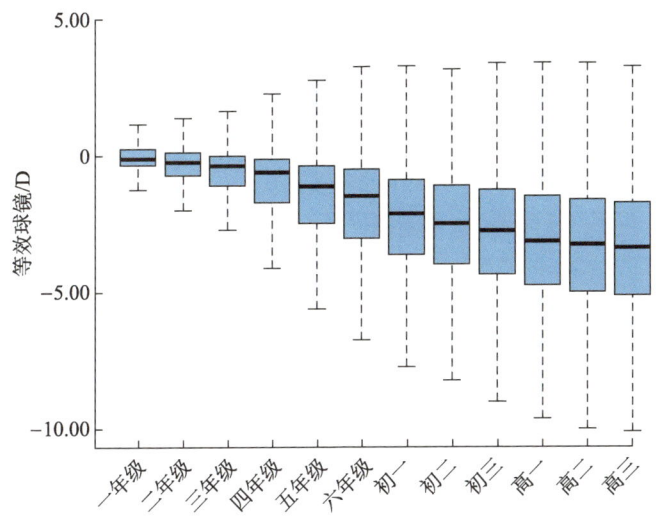

图 10 温州市各年级等效球镜度数分布情况

村学校总体近视率为 50.14%，城镇、农村学校近视率平均相差 7%。可能是经济差异及教育程度差异导致上述城乡之间的近视率差异。②重点、非重点学校近视情况：省级重点初中近视率超过 82%，高中近视率超过 90%，各阶段重点、非重点学校近视率存在显著差异。学习强度大可能是加剧近视形成的重要原因之一。③不同类别学校近视情况：小学阶段，武术学校近视率 19.61%，显著低于同阶段常规学校近视率 37.73%。初中、高中阶段，武术学校、体育学校、职业高中近视率显著低于常规学校。进一步提示，近视可能与近距离用眼强度、户外活动时长等因素存在内在关联。

（2）防控重点：未近视者

2022 年 6 月份，温州市完成了第 8 轮中小学生近视筛查，建档人数 1 094 482，近年来低年龄段儿童近视防控初见效果，近视防控关口前移，重点关注学龄前儿童视力健康状态，是有开展近视预防的有效手段。

（3）提早教育是诱导近视发生的重要元素

按出生年月（2006 年 9 月—2012 年 8 月）对小学生近视情况进行统计，结果显示：同一年龄段，8 月、9 月出生的小学生近视率存在显著差异。我国教育部门规定，9 月后出生的孩子需推迟一年入学，因此，同龄 8 月出生的小学生往往比 9 月出生的小学生早上一年学，这导致了近视率之间的差异，表明提早的学校学习生活是诱导近视发生的重要元素，与近视早期形成有密切联系。

（4）高度近视的防控，更加严峻

2019 年 6 月第 1 次百万中小学生近视普查结果表明，温州市高度近视率 4.16%，高度近视人数超过 45 000 人。小学、初中、高中高度近视率分别达到 0.95%、6.90% 和 12.98%，高三年级为 14.40%。高度近视率随年级增加呈指数型增长，小学阶段年均高度近视增长率 0.51%，初中阶段年均高度近视增长率 2.08%，高中阶段年均高度近视增长率 1.81%。因此，高度近视形势严峻，初高中阶段是高度近视防控的关键时期。

（5）全面筛查可指导近视学生及时就医矫正

2022 年 6 月近视矫正各地近视矫正比率均明显升高，情况显著好于前两年。2022 年 6 月较 2021 年 6 月温州市总体近视足矫正率上升1.26%。提示全面筛查、建档起到了指导近视学生及时就医矫正作用。中小学生矫正情况仍不容乐观，需加大近视防控宣传和指导的力度。

温州市百万中小学生近视普查，让我们清晰认识当前中小学生近视现状及高度近视情况是极其严峻的，确定小学生，尤其是未近视者是近视防控需要重点关注的对象，并明确社会经济发展和学校教育教学等相关因素对中小学生近视情况存在一定程度的影响，也为探索影响近视发生发展的关键环境因素提供了科学依据。

期望全社会都行动起来，共同呵护好孩子的眼睛，让他们拥有一个光明的未来。

7. 疫情后近视防控新态势

疫情防控期间，儿童青少年由于居家学习上网课，户外活动减少，电子产品使用率明显上升，致使近视率呈现增加趋势。2020年6月，教育部对全国9省14 532名中小学生进行了视力调研。调研结果显示，相较2019年年底数据，小学生近视率增加15.2%，初中生近视率增加8.2%，高中生近视率增加3.8%。近视率平均增加11.7%，近视防控形势不容乐观。

温州市于2020年、2021年有序开展疫情后超百万中小学生近视普查，科学分析研判疫情防控期间小学、初中、高中等各年级段学生的近视发展态势。据统计，温州市目前在册中小学校

1300余所的在籍学生完成近视防控普查，覆盖率超过99%，确保了数据真实性、全面性、系统性。与2019年3次超百万中小学生近视普查结果比较发现，温州市疫情后中小学生近视情况同样不容乐观。

（1）数据比较：低龄近视增加明显，高中高度近视增长较快

1）各年级段近视率普遍升高

相关数据显示，温州市13个县（市、区）小学、初中各段近视率明显升高，高中阶段近视率基本持平。而2019年由国家卫健委、教育部、财政部联合开展的温州市中小学生近视调查发现，2019年12月近视率已比上一年度下降1.45%（54.50% → 53.05%）。

2）低龄段学生影响更为显著

相关数据显示，温州市范围的低年级小学生远视储备明显下降，一年级平均远视储备已为负值；说明根据近视普查大数据提示做出的近视防控重点在低年级段儿童，效果显著。

3）高三年级高度近视增长较快

2019年12月高中阶段高度近视率达到12.99%，其中高中三年级高度近视率高达14.40%。据温州医科大学大学生近视防控宣讲团开展的调查显示，新型冠状病毒疫情防控期间3338名初高中学生网课学习中，53.4%的学生每天居家使用电子产品时长超过4小时，高达82%的学生居家网课学习期间自感视力下降

（55.6%）、眼睛酸胀流泪（51.3%）、视物模糊（42.9%）、眼睛刺痛（39.4%）等可能引发或加剧近视程度的症状。

(2) 原因分析：多种因素造成

综合分析其主要影响因素可能包括如下几点。

1）电子产品使用过度

网课学习期间，虽然国家大力倡导科学用眼、防控近视，但中小学生仍普遍存在过于频繁、不正确使用电子产品的现象，尤其是过多近距离使用电子产品，对眼健康的影响不容忽视。

2）户外运动大大减少

受疫情影响，中小学生超3个月连续居家学习生活，日均户外活动量大幅下降，缺少阳光导致眼轴增长过快，对小学低年级学生（6~10岁）的影响最大。

3）近视没有及时矫正

长时间居家学习中，许多中小学生视力发生了变化，但无法去医院及时检测并有效矫正。此次普查中，中小学生近视欠矫率为28.69%，比去年同期上升1.52%。

4）环境改造被迫延后

不少中小学校原计划利用寒假推进教室健康照明、桌椅、运动场等校园环境改造工程，此次受疫情影响被迫搁置延后。

(3) 防控对策：开展视力普查建档，积极引导、科学干预

在疫情防控常态化阶段，要贯彻落实好习近平总书记关于学

生近视防控的重要指示精神，实现学生学习和近视防控"双胜利"，更应发挥政府主导、教医协同、家校联动机制，推进科学用眼，防控近视发生发展。关键对策包括：①重视电子产品规范管理，降低在线授课时长，加强对学生的正确引导，尽量减少不必要的电子产品使用。②各中小学校、幼儿园应加强学生、教师、家长近视防控科普宣传，充分鼓励学生课间、课外、课后积极参加户外体育运动，增强体质，防控近视。③鼓励各地全面开展儿童青少年（包括0~6岁幼儿）视力普查和屈光电子建档，做到儿童青少年近视问题早预防、早发现、早干预。④各地教育、卫生部门应加大学校采光照明、调节式课桌椅调整，有条件的地区应加强投入，提升学校用眼卫生条件。⑤已发生近视的儿童青少年要及时、尽快到正规医疗机构复查，及时更换眼镜，进展过快的学生还应在医生指导下进行有效干预，避免近视度数加深加快，避免高度近视发生发展。

8. 学龄前儿童开展近视防控的重要性

近年来，近视呈现出高发、低龄化趋势，《中国儿童青少年近视防控大数据白皮书》显示，6岁儿童中45%已经远视储备远低于正常生理值。与此同时，根据湖南省眼科医院对湖南省长沙市学龄前儿童调查显示，该市学龄前儿童近视率为2.13%。据流行病学统计，我国南方经济发达地区3~6岁学龄前儿童近视患病率为3.7%。由此可见，近视防控亟待关口前移，学龄前将是预防近视的一个关键期。

回顾人出生后，人眼的屈光发育规律。新生儿的眼球为远视状态，屈光度数平均为 +2.50 D ~ +3.00 D，这种生理性远视随着生长发育，眼球的屈光参数发生协同性变化（表1），包括眼轴和角膜曲率等，眼球的远视度数逐渐降低，一般 10~12 岁发育为正视眼（屈光度数为 -0.50 D ~ +0.50 D），这个过程称为正视化。

表1 随发育而发生生理性变化的眼球屈光及眼轴

年龄	眼轴长度/mm		远视值/D	
	均值	参考区间	均值	参考区间
6	22.46	20.93 ~ 23.98	+1.38	+0.38 ~ +3.63
7	22.56	21.07 ~ 24.04	+1.38	+0.38 ~ +3.63
8	22.78	21.30 ~ 24.27	+1.25	+0.38 ~ +3.38
9	22.95	21.45 ~ 24.46	+0.88	+0.13 ~ +3.13
10	23.13	21.60 ~ 24.67	+0.75	-0.13 ~ +2.88
11	23.26	21.71 ~ 24.80	+0.63	-0.38 ~ +2.88
12	23.32	21.79 ~ 24.84	+0.5	-0.38 ~ +2.50
13	23.36	22.07 ~ 24.65	+0.5	-0.32 ~ +1.75
14	23.37	21.92 ~ 24.82	+0.38	-0.38 ~ +2.00
15	23.39	22.10 ~ 24.68	+0.31	-0.38 ~ +1.13

注：数据来自《中国学龄儿童眼球远视储备、眼轴长度、角膜曲率参考区间及相关遗传因素专家共识（2022年）》。

自出生至6岁，儿童处于眼睛和视觉发育的关键时期（图11）。眼睛的生长发育有2个主要阶段。第1阶段为快速发育的婴儿期（从出生到3岁），新生儿眼球的前后长度平均为 16 mm，出生后第 1 年生长最快，之后至 3 岁时眼轴长度（指眼球从前到后的长度）增加约 5 mm，远视度数明显降低。第 2 阶段为缓慢增长的青少年期，眼球的缓慢增长阶段，正常情况下此阶段持续约 10 年或更长。在这一时间段，眼轴长度仅增加了约 1 mm，屈光状态继续向着正视方向发展。15~16 岁时，眼球大小基本如成人，之后增长甚微。

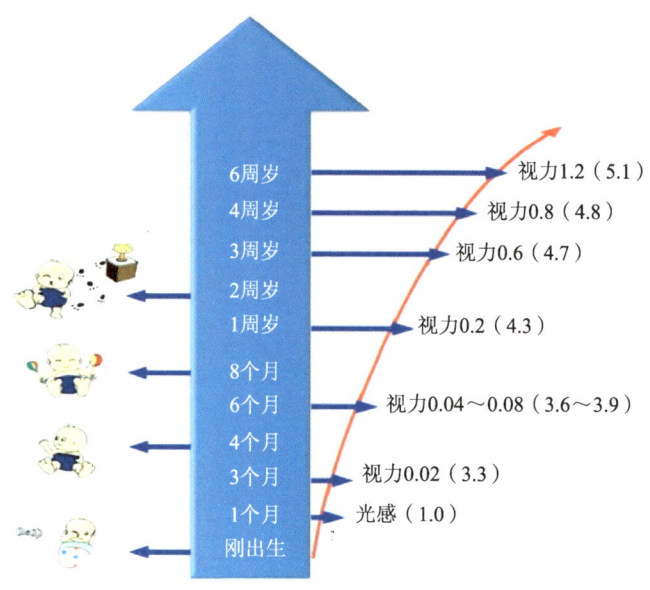

图 11　自出生后随发育而发生的视力的逐步成熟

与之同时，人的视力随着屈光系统和视网膜发育逐渐发育成熟，0~6 岁是儿童视力发育的关键期，新生儿出生仅有光感，1 岁视力一般可达 4.3，2 岁视力一般可达 4.6 以上，3 岁视力一般可达 4.7 以上，4 岁视力一般可达 4.8 以上，5 岁及以上视力一般可达 4.9 以上。

正视化过程中的"生理性远视",是一种"远视储备",可理解为"对抗"发展为近视的"缓冲区"。如幼儿或儿童的某年龄段,其生理性远视低于该年龄应该具备的,则意味着其远视储备量不足,随着眼球发育,存在很高概率较早出现近视。因此,"远视储备"的概念和检测,也在临床上引用和应用。近视年龄越小,发生高度近视的风险越高。既往研究显示,基线年龄越小,高度近视的患病率越高,如 Sharon Y L Chua 等的研究,他们发现基线年龄在 8.8~9.7 岁和 11.9~12.8 岁,高度近视患病率分别为 65% 和 7%。在 Olavi Pärssinen 等推测儿童发生高度近视的 ROC 分析中(图 12),单凭近视发病年龄预测准确率高度近视达 85%(曲线下面积 = 0.85);其他因素包括性别、种族、学校、每周阅读书籍和父母近视仅略微改善了这一预测(曲线下面积 = 0.87)。

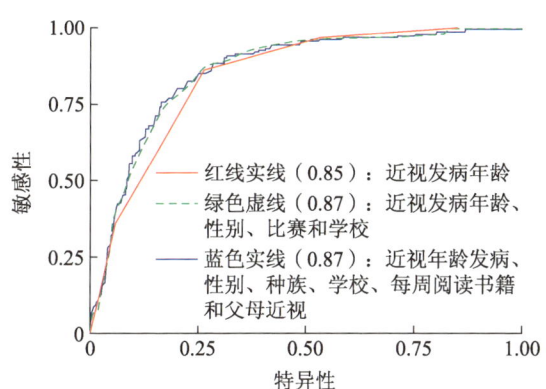

图 12 用于预测儿童发生高度近视的 ROC 曲线(n=910)

引自:SHARON Y L CHUA, CHARUMATHI SABANAYAGAM, YIN-BUN CHEUNG, et al. Age of onset of myopia predicts risk of high myopia in later childhood in myopic Singapore children. Ophthalmic Physiol Opt, 2016, 36(4):388-394.

《实施方案》中提出,到 2030 年,实现儿童青少年新发近视率明显下降、视力健康整体水平显著提升,6 岁儿童近视率控制在 3% 左右的目标。

学龄前儿童近视防控极具挑战和难度,需要系统性、科学性逐步推广和落实,包括适合学龄前儿童的屈光检测技术和设施、智能预判发展、管理和统筹等,家庭成为该系统工程的重要力量。通过全社会认知,来协助家长充分了解,学龄前是孩子视觉发育的关键期,家长应当高度重视孩子早期视力保护与健康,及时预防和控制近视的发生与发展。

近视发生的幕后是遗传为主还是环境为主

9. 遗传因素在近视发生中的作用

目前多数认为低中度近视的发生以环境因素为主,而高度近视或病理性近视是遗传和环境因素共同导致,其中遗传因素起决定性作用,通常表现为明显的家族性聚集。其遗传方式多为常染色体显性遗传(图13),少数为常染色体隐性遗传、X连锁隐性

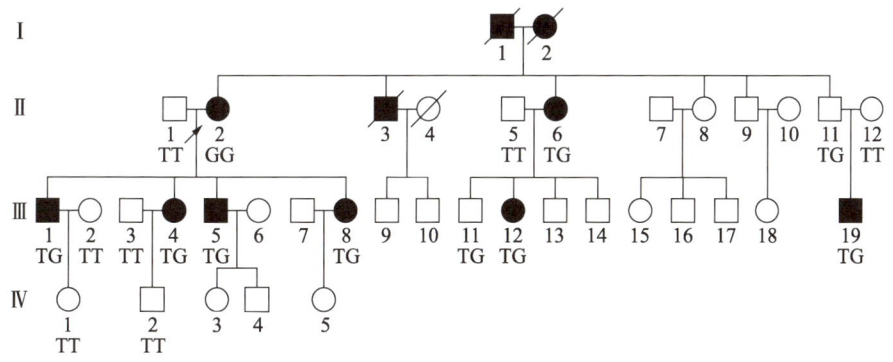

图13 常染色体显性遗传

遗传和 X 连锁女性受限遗传，父母可能通过这些遗传方式把致病基因遗传给后代。

（1）全基因组关联分析鉴定近视易感区域

2010 年以来，以 UK BioBank 数据集为主导的 CREAM、23andMe 等国际合作组织先后开展了多次包括近视在内的屈光不正大规模的 Meta 研究，成功发现超过 300 个近视等屈光不正易感基因，对近视遗传机制的理解做出了重大贡献。2020 年 3 月，UK Biobank 继续基于超过 50 万欧裔人群的 GWAS 研究发现了 904 个独立的 SNP 与屈光不正显著关联，这些位点能够解释 18.4% 的等效球镜表型遗传力。接着，利用其中 890 个 SNP 协同年龄、性别因素构建的预测模型发现，以常见 SNP 作为风险指标对中低度近视有较好的预测性，为近视预防和控制提供了借鉴。同时，一项研究发现风险最高的 SNPs 的效应仅影响相当于 0.20 D 的亚临床屈光变化，这表明近视大部分是多基因性易感疾病。多基因风险评分模型预测儿童在成年后患上近视或高度近视的概率，特征曲线下面积近视可达 0.67，高度近视为 0.75，也证明了上述观点。值得注意的是，在这些研究中，欧洲和亚洲个体之间存在着高度的遗传相关性，突出了不同种族人群之间近视易感性的遗传相似性。

对 CREAM 和 23andMe 研究中确定的 39 个 SNPs 的评估表明，一些 SNPs 与不同的近视发病年龄相关。其中，*GJD2*、*CHRNG* 和 *ZIC2* 3 个基因与 10 岁以下人群的轴向长度与角膜半径（AL/CR）比率相关，而 *BMP2*、*KCNQ5*、*A2BP1* 和 *CACNA1D* 四个位点与

10～25岁人群的AL/CR比率相关，另外20个位点与成人（大于25岁）的AL/CR比率相关。这些发现提供了与近视严重程度相关的可能遗传机制，即更高和更多病理类型的近视发病年龄会更早。

值得注意的是，与近视风险相关的基因编码的蛋白质参与了眼睛各个解剖部位的发育，涉及几种不同的生物途径，包括神经传递（*GJD2* 和 *GRIA4*）、离子转运（*KCNQ5*）、视黄酸代谢（*RDH5*）、细胞外基质重塑（*LAMA2* 和 *BMP2*）和眼及中枢神经系统发育（*SIX6* 和 *PRSS56*），这些途径为近视患者的视网膜—巩膜信号级联提供了支持。最新的GWAS还发现了近视易感性与特定的视网膜或角膜营养不良、晶状体异常、昼夜节律等之间的联系。一项关于眼特征（包括轴长）的GWAS确定了9个基因位点，其中2个（*RSPO1* 和 *ZNRF3*）也参与Wnt信号传导，表明眼特征和近视之间存在共享基因。对近视遗传标记位点相关基因按照功能进行分类，大体包括如下几类（表2）。

表2　易感基因主要类别及代表性基因

易感基因主要类别	代表性基因
视黄酸在视网膜或视觉周期中的合成相关	RORB，CYP26A1，RDH5，RGR
细胞外基质的发育与重塑相关	BMP2，BMP3，LAMA2
神经递质功能相关	GJD2，RASGRF1，GRIA4
离子通道活性相关	KCNQ5，KCNMA1，CACNA1D
眼和中枢神经系统发育相关	SIX6，CHD7，ZIC2，LRRC4C

(2) 外显子测序鉴定高度近视致病基因

虽然基于 GWAS 的近视遗传风险评估已经识别了数百个与其相关的易感位点或区域，但是此项技术有其局限性，加之高度近视具有遗传异质性、外显不完全、多基因、单个基因效应微弱及受到环境因子交互作用的影响等特点，大部分发现的高度近视相关基因的可靠性重复性都比较差，需要进一步证实。因此，单独的候选基因的关联研究被证实不适宜寻找高度真正的致病基因。随着高通量测序技术的不断发展与成熟，特别是全外显子组测序（whole exome sequencing，WES）已经广泛应用于基因变异识别与临床遗传疾病诊断。目前，基于家系或散发病例的研究已报道 17 个明确的非综合征型高度近视（non-syndromic high myopia，NSHM）致病基因，包括 4 个隐性基因，*LRPAP1*、*LEPREL1*、*CTSH*、*LOXL3*；11 个显性基因，*ZNF644*、*SCO2*、*SLC39A5*、*P4HA2*、*CCDC111*、*BSG*、*CPSF1*、*NDUFAF7*、*TNFRSF21*、*XYLT* 和 *DZIP1*；2 个 X-连锁基因，*ARR3* 和 *OPN1LW*。

2017 年，我们等团队选取了 18 个散发性的早发型高度近视（early-onset high myopia，EOHM）为研究对象，通过 Trio-WES（一家三口全外显子测序策略）的方式，在编码区确定了 17 个非同义突变，包括 6 个已知的近视或视觉发育相关基因（*LEPREL1*、*GRM6*、*FAM161A*、*GLA*、*CACNA1F*、*MAOA*）和 4 个候选基因（*EPHB2*、*CSMD1*、*TENM4*、*BSG*）。同时，对其中的 *BSG* 基因开展了深入研究，此基因编码感受器特异的跨膜蛋白，与视网膜的发育和功能高度相关，并介导视杆细胞来源的视锥细胞活性因子（RdCVF）与葡萄糖转运蛋白 GLUT1 的结合来增加光感受器细胞的葡萄糖流入。为了进一步验证 BSG 作为高度近视的候选基因，我们在 1040 个已经排除已知高度近视基因的患者中筛查到其他 4 个 BSG 强致病性基因突变。同时建立了一个与人相同突变位点的基因敲入小鼠模型，分别在 4 周、6 周、8 周、10 周对野生型和突变型的小鼠进行眼轴的测量，结果显示眼轴的改变在两组间具有统计学差异；同时，使用 ERG 检测的视网膜功能，结果显示突变型的小鼠在暗视和明视的 ERG 反应和正常小鼠没有差别，表明突变型小鼠的视网膜功能并没有受到 BSG 基因突变的影响。此外，2019 年，我们团队完成了一项基于 8 个已知非综合征型高度近视基因，涉及 731 名具有不同屈光不正、眼轴长度、年龄、近视视网膜病变和视力损害患者的突变筛查横断面研究，发现 SLC39A5、CCDC111、BSG 和 P4HA2 与眼轴延长相关，而 ZNF644、SCO2 和 LEPREL1 与屈光介质相关。但是，仅在 6.2% 的高度近视患者中可以筛查到这些已知基因的突变，说明大部分高度近视遗传位点的基因和致病变异还没有发现。

虽然已经有一致的证据表明，近视与遗传有关，但是许多关于近视遗传学上的问题仍然没有答案。其中最根本的原因是，尽管近视患病率在一代人中迅速上升，尤其是在东亚和东南亚国家，但对于整个人类基因库的变化而言，时间还是太短了，还需要不断通过扩大样本量和提高检测能力，来探索近视遗传机制，做到早发现、早干预。

10. 环境因素在近视发生中的作用

近视是最常见的屈光不正类型，关于其病因，人们进行了诸多探索，比较公认的观点认为其发生与遗传和环境均有关。但是，在过去的短短的几十年内，近视的患病率迅速上升，显然这不能简单地从遗传的角度给出合理的解释，因为较短的时间轴内遗传结构不太可能发生实质性的改变。反而，随着人类社会和文明的进步，个人用眼环境发生了根本性的改变。目前为止，研究较多的影响近视发生的环境因素包括教育经历、近距离用眼时长、户外活动时间、饮食结构等。

（1）教育经历对近视发生发展的影响

近视流行病学最显著的特征之一是在东亚和东南亚地区近视的患病率（47%）高于中欧（27.1%）、中亚（17.0%）和中非（7.0%）地区，值得注意的是东亚和东南亚国家或地区学生在室内学习的时间远高于中欧、中亚和中非地区。同样在东亚或者东南亚的教育密集的地区（如中国香港、新加坡、韩国、日本等），近视的患病率要高于教育水平不那么密集的地区（如柬埔寨、印度南部等）。此外，在同一地区的城市和农村近视的患病率也存在较大差异，城市地区的患病率明显高于农村地区。同样的，在目前几乎所有的研究中，都确定受教育程度较高的人群比受教育程度较低的人群的近视率更高。据报告，在幼年接受密集教育的人群中近视发病率很高。相比之下，受教育程度较低的东亚人群近视患病率较低，与大多数西方国家的近视患病率相似。而且，重点学校的近视率显著高于普通学校、武术学校、艺术学校和体育学校的近视率。

此外，教育的影响可以从历史的变化中观察到，最好的例子是中国内地近视的患病率的上升和大规模学校教育的推行是平行的，在几乎没有正规教育的时代背景下，近视的患病率远低于东南亚其他地区；在普及教育后，近视患病率迅速上升，达到和东南亚国家近似的水平。

（2）近距离用眼时间对近视发生发展的影响

现代生活，人们在工作和休闲上，更多地会选择近距离的活动，如看电子屏幕、看电视、玩电子游戏等。有研究显示，花在近距离工作活动的时间和患近视的概率有14%的相关性，每周近距离的工作每增加7小时，近视的概率增加2%。长期的近距离活动可能会刺激视网膜、巩膜、脉络膜的生化和结构改变，引起近视的发生发展。

（3）户外活动对近视发生发展的影响

目前被公认，在户外明亮的光线下活动是近视的保护因素。在广州进行的一项为期3年的随机对照试验的结果显示，每天多花40分钟的户外时间可将近视发病率降低20%。来自我国台湾地区的一项报告也显示，在实施户外时间干预计划后，近视的患病率从 2012 年的 49.4% 降至 2015 年的 46.1%。一些关于光照和近视发展之间联系的观察性研究和动物实验证明，户外光照水平的提高，会增加多巴胺的释放，从而调节眼睛的生长。目前来看，似乎只要在户外的时间足够长，就有预防近视发生发展的作用，所以在我国台湾地区将户外活动作为防控近视的一项基本策略，鼓励孩子将更多的时间花在户外活动上。

（4）饮食的结构对近视发生发展的影响

2010 年，新加坡学者 Lim L S 首次较全面地发表了关于膳食营养素摄入量和近视之间关系的人群调查性文章，发现在新加坡，和胆固醇摄入量低的儿童相比，胆固醇摄入量高的儿童的眼轴长度比较长，饱和脂肪酸摄入量高的儿童，眼轴同样较长。温州医科大学周翔天教授团队研究了膳食补充 ω-3 多不饱和脂肪酸对动物模型近视进展的治疗效果，发现 ω-3 多不饱和脂肪酸能显著减轻豚鼠和小鼠形觉剥夺性近视的发展，同时在受试者中，口服 ω-3 多不饱和脂肪酸可部分缓解因近距离工作导致的脉络膜血流灌注量的下降，从而可能会减缓近视的发展。越来越多的证据表明，高碳水化合物的摄入可能会导致近视的发展，而蛋白质的摄入可能会延缓近视的进展。鉴于此，我们应养成健康的饮食习惯，适当增加蛋白质和维生素的摄入量，减少高脂高胆固醇的摄入。

（5）生活环境改变对近视发生发展的影响

亚洲人和欧洲人虽然在近视的遗传易感性上可能存在差异，

但是两者对环境因素都具有敏感性，这可能提示环境因素在近视的发病机制中占据一定的主导地位。对移民人口的调查研究可能会对此情况做出解释。例如，南亚血统的儿童移民到印度的近视患病率低于移民到英国和澳大利亚的，悉尼的欧洲裔儿童比英国儿童的近视要少得多。此外，无论是鸡、豚鼠、小鼠，还是树鼩、成年恒河猴等动物模型上，都可通过形觉剥夺建立近视的动物模型，这也表明了环境因素在近视的发生发展中具有决定性作用，这种作用甚至可以跨越种族和物种。2020年，我们团队的一项真实世界的数据资料强有力地证明了环境因素对近视发生发展的作用，即新型冠状病毒疫情的流行期间，限制户外活动、学校停课、居家办公及线上学习等措施的实行，对学龄期儿童青少年的生活方式和用眼环境产生了重大改变。而在这期间，几乎所有的其他因素，如遗传、气候等均没有发生变化。但是仅仅半年时间，发现疫情后其近视患病率从2019年12月的53.9%上升至2020年6月的59.35%，高度近视患病率也从4.21%（2019年12月）上升至4.99%（2020年6月）。近视的患病率随着年级的增加而逐步增加，而不受学生出生月份的影响。这一结果提示教育负担的增加对近视发展的影响大于年龄，且1~6年级为近视敏感阶段，7~12年级为高度近视敏感阶段。此外，疫情防控期间近视眼半年发病率从隔离前的8.5%（2019年6月—2019年12月）上升到隔离后的13.62%（2019年12月—2020年6月），半年近视进展程度是疫情前的1.5倍，进一步表明了疫情防控期间的教学形式对近视的影响（图14）。所以总体而言，近视的发生似乎大概率取决于儿童在成长过程中所经历的环境，而不是遗传。

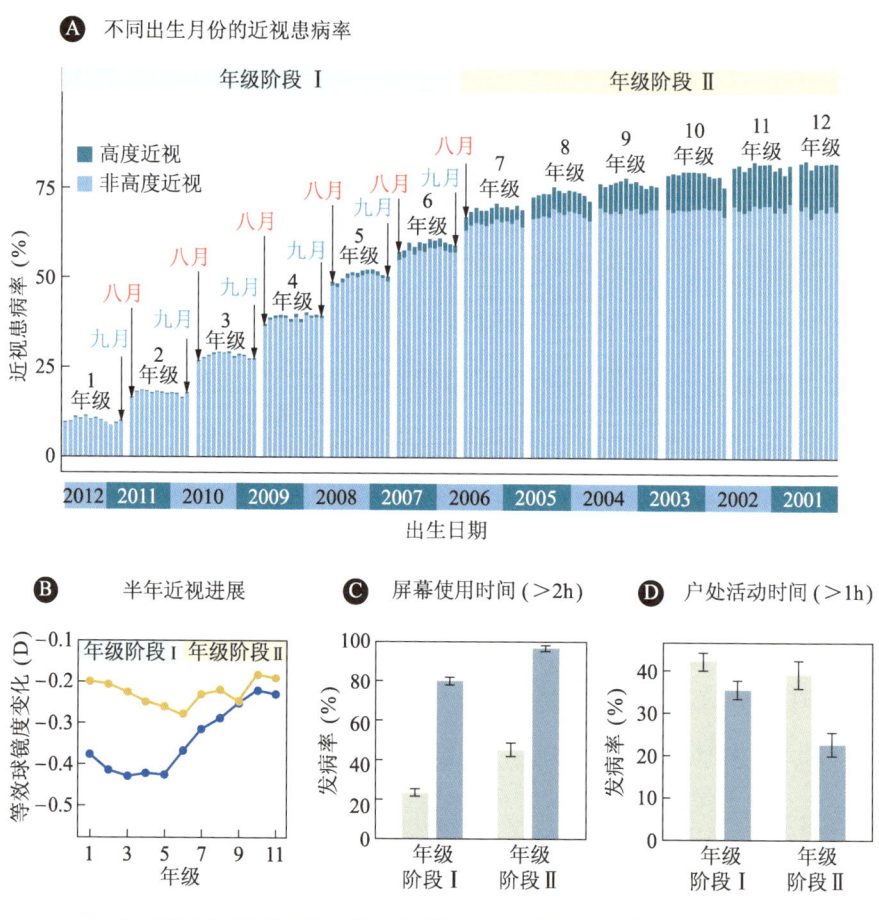

图14 2019年新型冠状病毒（COVID-19）防控隔离对近视进展的影响

11. 基因-环境相互作用在近视发生中的作用

为什么同样长时间近距离用眼有的人患近视，有的人却没有近视呢？或者相同的用眼环境，近视进展的速度不同？为了回答这类问题，就需要我们更多地关注遗传与环境对近视的共同作用。

尽管近视患病率在一代人的时间内迅速增加，尤其是在东南亚国家，但是这对于整个人类基因库的变化来说是一个太短的时间段。对这一悖论最直接的解释是，基因和环境通过基因（Gene）- 环境（Environment）（G×E）相互作用共同导致近视。

（1）基因 - 环境相互作用定义及与近视的关系

基因 - 环境相互作用定义为遗传变异与暴露于特定环境所产生性状之间不同程度的关联。如果没有基因 - 环境相互作用，那么近视的遗传风险和环境暴露表现为各自独立的作用，即分别在高、低风险环境暴露中的两类屈光不正随遗传风险变化曲线呈平行关系，而基因 - 环境相互作用的存在使得这种变化呈现出了非平行关系。无环境暴露的屈光不正全基因组关联分析通常能够检测到遗传效应，除非近视的遗传易感性在不同的环境中被逆转。

关于基因 - 环境相互作用对近视与高度近视影响的研究进展已经远远落后于对于基因本身作用的探究（图15）。大多数研究都将教育经历和近距离工作作为暴露的环境危险因素，例如，受教育年限已经作为大型队列研究的常规数据收集。而其他的危险因素，例如，户外活动时间很少或没有得到充分研究。这也就解释了我们为什么仍然没有发现与户外活动时间相关的基因 - 环境相互作用。

（2）关于基因 - 环境相互作用的早期研究

一项早期的研究比较了同卵及异卵双胞胎的近视与阅读和

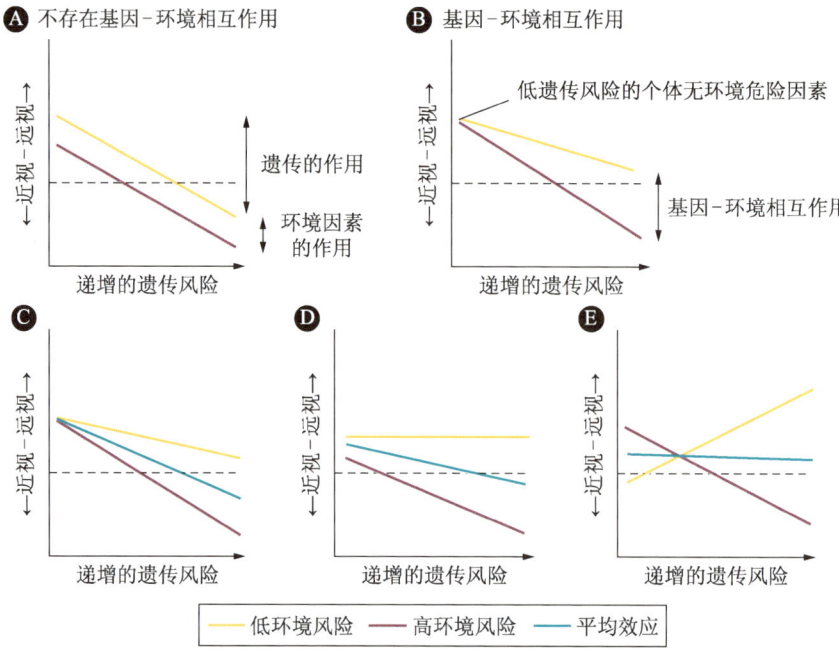

A：不存在基因-环境相互作用；B~E：存在基因-环境相互作用（b~e）；B、C：低遗传风险的个体无环境危险因素；D：低环境风险的个体无遗传危险因素；E：近视的遗传易感性取决于环境暴露；C~E：如果样本包括同等数量的高、低风险环境个体，则平均效应将会位于两种环境的效应之间（绿线）。

图15 近视的基因-环境相互作用

（或）近距离工作习惯的关系，发现同卵双胞胎具有更高的一致性。另一项研究表明，儿童父母的近视情况和他们每周读书量大于或小于2本之间的关系可以预测儿童的近视情况。然而，这项研究没有考虑到种族因素的影响。因此，二者的关系就极有可能是由近视流行率造成的，也有可能是由不同种族读书数量的差异造成的。

此外，一项基础研究在对4天大的小鸡单眼形觉剥夺4天后，利用屈光度和眼轴长度的变化量研究近视易感性，然后将易感性最高和最低的小鸡分别配对繁殖进行二轮选择。对产生的第 3 代小鸡进行单眼形觉剥夺或戴镜后评估发现，经过两代的选择繁殖，高易感性的小鸡在 4 天的形觉剥夺诱导后出现近视的概率是低易感性小鸡的 2 倍，且眼部参数表现出明显差异。同样的情况也发生于配戴负镜片的小鸡中。这说明了基因和环境的相互作用影响了小鸡的屈光发育。

（3）基因 – 环境相互作用遗传位点的发现

相比于以上的早期研究，近十年的研究则更专注于特定基因变异的作用，其更有利于得出可靠可重复的发现。到目前为止，对于单核苷酸多态性与教育和（或）近距离工作之间关系的研究涉及了一系列基因，如 *MMP2*、*SHISA6*、*DNAH9*、*GJD2*、*ZMAT4*、*SFRP1*、*APLP2*、*DLX1*、*BICC1* 和 *A2BP1*。这 10 个基因中有 8 个最初是在屈光不正的全基因组关联分析中发现的，随后研究发现它们均存在基因 – 环境相互作用。有趣的是，每一个已发现的与教育和（或）近距离工作有相互作用的基因，其基因座上的先导变异都在暴露于更高水平教育和（或）近距离工作的个体中作用更大，这与近视的遗传易感性至少在某种程度上是通过环境危险因素介导的这一理论达成一致。此外，另一项小鸡近视的实验研究发现了一种新的基因 – 环境相互作用，涉及 PIK3CG-PRKAR2B 位点和儿童阅读时间。

2016 年，一项来自 25 个欧洲血统，包含 40 036 个成年人和

9个亚洲血统，包含10 315个成年人的SNP独立作用、SNP与教育相互作用对屈光不正的影响的研究中，在欧洲血统的个体中，定位了6个与屈光不正相关的新位点（FAM150B-ACP1、FBN1、LINC00340、DIS3L-MAP2K1、ARID2-SNAT1、SLC14A2）；在亚洲血统的个体中，定位了3个与教育有较强相互作用的位点（AREG、GABRR1、PDE10A），但是在欧洲血统个体中这种相互作用并不明显。这些位点的发现为理解基因-环境相互作用导致近视异质性提供了重要证据。

以往的全基因组关联分析中曾假设相同的变异在不同个体造成的影响程度相同。然而，基因-环境相互作用或基因-基因相互作用的存在可能推翻这一假设。一些研究人员为了验证这一假设，在已经发现的150余个与屈光不正相关的变异中，分析了146个变异，发现其中128个（88%）存在非线性关系，即存在相互作用。例如，$LAMA2$ rs12193446变异在不同个体中具有从-0.89～-0.20 D屈光度不等的效应大小。虽然还不清楚这些变异是因为基因-环境相互作用还是基因-基因相互作用。

2020年，温州医科大学周翔天教授团队通过体内和体外试验探究了近视发展过程中介导基因和环境相互作用的信号通路。在小鼠中，巩膜HIF-1α下调导致远视，而上调导致近视。在人类受试者中，近距离工作是近视的危险因素，脉络膜血液灌注明显减少，可能导致巩膜缺氧。结论是HIF-1α信号通路通过介导遗传和环境因素的相互作用促进近视的发生。

2022年，温州医科大学陈燕燕教授团队针对409名6~7岁非近视一年级儿童的为期4年的随访研究发现，*PDE10A*基因rs12206610CT和大于5 h/d的近距离工作在近视发生上存在相互作用，且rs12206610CT携带者每天使用电子设备超过1小时也会使近视发生风险增加。但rs12206610单核苷酸多态性和近距离工作之间的相互作用仍需要在动物模型和更大样本中进一步证明。

综上所述，目前伴随着一些新技术的面世，如可穿戴设备与互联网或社交媒体结合，可以记录户外运动时间、测量阅读距离、环境照度（区分室内室外环境）等，不仅可以规范近视控制相关行为，还可以获得与传统问卷相比更加精确的室外时间和从事近距离工作的时间，可为日后基因–环境相互作用的进一步研究奠定基础。

近视研究新发现

12. 近视研究新发现之一：人眼视网膜上有一些物质在"指挥"着眼球朝近视发展

研究基本确认，近视的发生发展是因为眼轴变长。那么是什么导致了它变长呢？科学家发现，眼球在感受到内在或外在压力之后，一些视网膜上的物质作为信号载体，开始指挥眼球过度生长，朝近视发展（图16）。

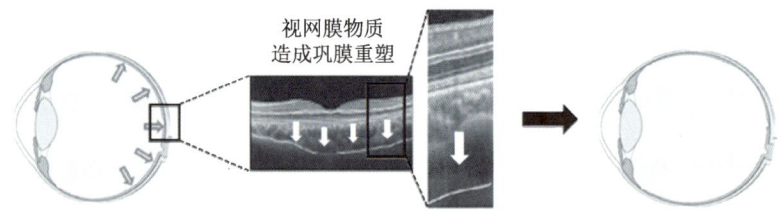

图16 视网膜的物质作为信号载体，"指挥"眼轴前后径变长

(1) 视网膜上的哪些物质作为信号载体

1) 多巴胺

多巴胺是脊椎动物视网膜的重要神经活性物质之一,主要在水平细胞、无长突细胞和内网状层间细胞中合成和代谢。酪氨酸羟化酶(tyrosine hydroxylase,TH)是多巴胺合成的主要限速酶;3,4-二羟基苯乙酸(3,4-dihydroxy-phenylaceticacid,DOPAC)是多巴胺的主要代谢产物(图17),玻璃体腔内DOPAC的含量能反映视网膜多巴胺的释放量。多巴胺不仅是参与视网膜各层神经元之间视觉信息传递的神经递质,也能调控视网膜发育。

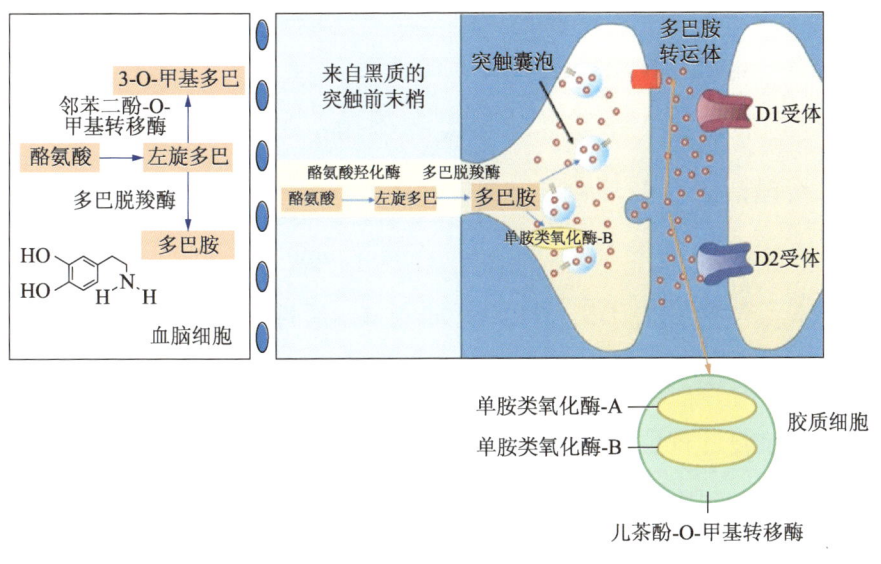

图17 多巴胺的代谢

越来越多的流行病学研究表明,增加户外活动时间可降低近视的发生率,而多巴胺可能是其中的关键:①多巴胺的合成和代谢具有光依赖性，受周围环境亮度、时间和空间的影响。Weiss 和 Schaeffel 发现视网膜多巴胺的含量有昼夜节律性，即日间多巴胺浓度较高，夜间降低。动物研究发现，昏暗光照可导致近视的形成，而明亮光照对小鸡和小鼠等动物的形觉剥夺性近视起到抑制作用。多巴胺作为视网膜光调节释放的神经递质，可提高日间视网膜功能。②动物实验研究发现，形觉剥夺性近视诱导期间，视网膜多巴胺及其代谢产物 DOPAC 的含量明显降低，在恢复期这些指标又会升高到正常水平，其变化规律与形觉剥夺性近视转归程度高度一致。③我们团队研究发现，多巴胺合成减少的白化病豚鼠表现为进展性高度近视，而多巴胺非选择性受体激动剂阿扑吗啡可抑制多种动物模型的近视进展。

多巴胺通过 2 个受体家族发挥作用：D1 类受体（包括 D1、D5）可激活腺苷酸环化酶（adenylate cyclase，AC），继而增加第二信使环磷腺苷酸（cyclic adenosinemonophosphate，cAMP）；D2 类受体（包括 D2、D3、D4）可抑制 AC 活性，减少 cAMP。我们团队研究发现，每天给予小鼠 6 小时强光照射，可显著降低形觉剥夺诱导的近视程度，而这一抑制作用可以被 D1 受体拮抗剂解除。进一步利用选择性受体激动和拮抗剂进行干预实验，发现激动多巴胺 D1 受体或抑制多巴胺 D2 受体可抑制近视进展，而激动多巴胺 D2 受体或抑制多巴胺 D1 受体则促进近视进展。进而发现多巴胺 D2 受体基因敲除小鼠表现为远视，且能抑制形觉剥夺性近视的形成及其眼轴和玻璃体腔的延长。上述结果提示，多巴胺

D1、D2 受体呈现相互平衡共同调控屈光发育的作用。我们提出"多巴胺 D1、D2 受体对屈光发育有相互拮抗作用并相互平衡地维持眼球生长和屈光发育"这样一种调控机制假说（图 18）。

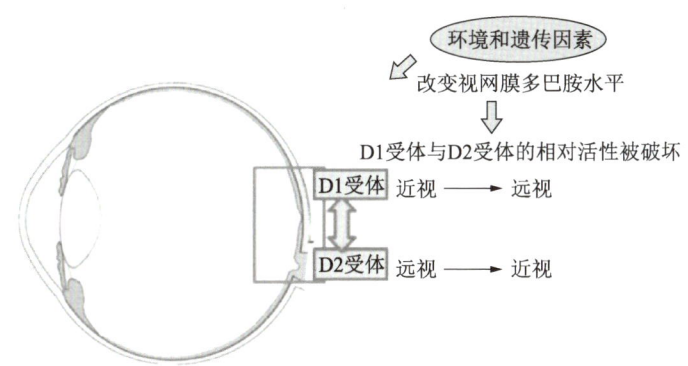

图 18　多巴胺 D1、D2 受体平衡决定屈光发育的方向

该假说的提出已受到国内外同行的认可，同时也提示，维持多巴胺水平及多巴胺 D1、D2 受体的平衡可能是近视防治的关键之一。因此，作用于多巴胺 D1 或 D2 受体的药物，可能是预防和治疗近视的有效选择，相关研究正在进行中。

2）γ-氨基丁酸

γ-氨基丁酸（gamma-aminobutyric acid，GABA）是视网膜组织中主要的抑制性神经递质，产生于 GABA 能无长突细胞，广泛作用于水平细胞、无长突细胞、神经节细胞及内丛状层细胞，可被突触前神经元重吸收而再利用或被周围胶质细胞吸收而降解。

光照可抑制动物模型形觉剥夺性近视的发展，在此基础上给予 GABA 受体激动剂发现光照对近视的抑制作用减弱，而 GABA

受体拮抗剂则保护了光照对近视的抑制作用。研究发现，GABA受体激动剂可减弱多巴胺的释放。因此推测，视网膜GABA生物学功能的增强可能导致近视发生，而GABA受体药物可能通过多巴胺受体信号通路影响近视的发生发展。

3）乙酰胆碱

乙酰胆碱是视网膜内的一种神经递质，其受体分为毒蕈碱类和烟碱类两类。阿托品是一种泛毒蕈碱受体拮抗剂，阿托品滴眼液对儿童青少年近视有长期的控制效果，但其作用部位和作用机制尚未明确。降低乙酰胆碱受体的功能可以抑制近视，但是否是视网膜内乙酰胆碱的减少导致了近视的发生还不确定。

4）谷氨酸

谷氨酸是视网膜内主要的兴奋性神经递质。一方面，感光细胞、双极细胞和神经节细胞使用谷氨酸释放视觉信号：在视网膜外层，感光细胞在黑暗条件下持续释放谷氨酸，而光照抑制其释放谷氨酸的过程；在内网状层，给光双极细胞（ON细胞）在光照条件下释放谷氨酸，撤光双极细胞（OFF细胞）在黑暗条件下释放谷氨酸。另一方面，水平细胞和无长突细胞接收谷氨酸信号后，也可对视锥感光细胞进行负反馈调节。

谷氨酸受体分为离子型和亲代型两种受体，NMDA受体是离子型受体中被研究较多的一个亚型。研究表明，谷氨酸的神经兴奋作用可以促进形觉剥夺性近视的进展，而NMDA受体的拮抗剂可以抑制近视的进展。因此，谷氨酸生物学功能的异常增强可能引起近视的发生。值得注意的是，谷氨酸还是合成 GABA（抑制性神经递质）的前体，两者水平的微妙变化可能是近视发生的关键。

随着对视网膜这些关键物质的发现和对其机制探索的不断深入，防止近视发生或延缓近视进展又有了新希望。

（2）视网膜哪些细胞参与近视形成

视网膜是一个感知光信号的神经膜组织。视网膜有清晰的层次结构，视锥细胞、视杆细胞、双极细胞、无长突细胞、水平细胞、神经节细胞等神经元逐层分布，在视觉信息处理过程中各司其职（图19）。视网膜通过光感受器感知光信号后，通过光电转

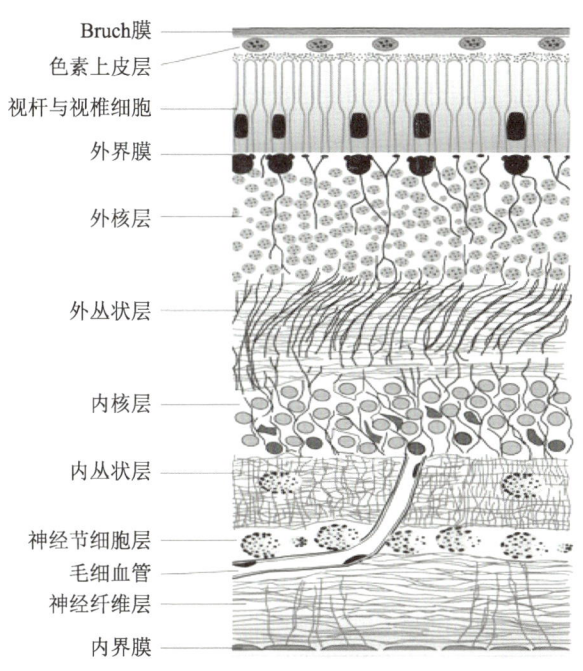

图 19　视网膜细胞结构

导通路将光信号转化为电信号后，经过双极细胞传递到神经节细胞。视网膜的视觉信号通路包括主导暗视觉的视杆信号通路，主导明视觉的视锥信号通路及主导非形觉视觉的ipRGC通路（自感光神经节细胞）。这些视觉信号通路同时受到视网膜水平细胞及无长突细胞的水平侧向的调控。视网膜神经网络参与近视视觉信号的感知，这些神经元也在近视的发生发展中发挥了不同的作用。

1）视杆细胞

经典的视杆通路通过视杆光感受器接收光信号后，激活视杆双极细胞（RBC）后将信号传递到AII无长突细胞，AII无长突细胞分别通过缝隙连接（Cx36）和化学突触将信号传递给ON-和OFF-视锥双极细胞，最终传递到神经节细胞。在动物实验中，敲除小鼠视杆通路后，小鼠屈光发育向远视方向发展，而且无法诱导出形觉剥夺近视，而敲除视锥通路和ipRGC通路对屈光发育没有影响，但形觉剥夺近视的敏感性轻微增加，提示视杆通路在近视中发挥了比视锥通路和ipRGC通路更为关键的作用。对幼猴使用激光消除幼猴黄斑区后进行形觉剥夺，豚鼠的周边视野（以视杆光感受器为主）也能诱导出和全视野剥夺相当的近视量。全外显子测序发现视杆通路功能关键基因 *GJD2*（编码缝隙连接蛋白Cx36）突变和中国人群迟发性中高度近视有关。近视患者暗适应ERG的a波、b波和Ops波增大。临床研究也发现，镜片周边离焦设计可以抑制近视的发生发展，而周边视网膜是由视杆通路主导的。形觉剥夺后视杆信号通路的关键因子缝隙连接蛋白 Cx36（参与 RBC 和 AII 无长突细胞之间的缝隙连接）的表达和磷酸化都出现了下调。RBC 和 AII 无长突细胞是视杆通路的下游神经元，其来源是视杆光感受器，这些动物和人的研究结果均提示视杆光感受器能够感知近视视觉信息并参与近视的发生发展。

2）视锥细胞

视锥通路介导了明亮视觉及色彩感知。在 X-连锁视锥功能障碍人群中，除了出现色盲症状外，往往还伴发中到高度近视。在 L-视锥细胞（对蓝光敏感）和 M-视锥细胞（对绿光敏感）的数量比例发生变异的人群中，L∶M 视锥细胞数量的女性近视度数较低。同时，在小鸡中，L∶M 视锥细胞的数量比例和其玻腔深度及屈光状态显著相关。紫光能够促进小鼠屈光发育向远视方向发展，并且抑制镜片诱导性近视。在视锥敲除小鼠中，屈光发育保持正常，但其对形觉剥夺的敏感性增加，而紫光对小鼠屈光发育和近视的作用也消失了，提示视锥通路在紫光对小鼠近视的作用中发挥了作用。这些结果都提示正常的视锥功能参与维持屈光状态，而且可能介导了紫光对近视的抑制作用。

3）ipRGC 细胞

ipRGC 是一类含有视蛋白的神经节细胞，主要参与瞳孔对光反射，昼夜节律等非形觉视觉。ipRGC 含有的视蛋白包括 OPN4 和 OPN5。敲除 OPN4 后，小鼠屈光发育早期（出生后 4 周）偏近视，后期（出生后 16 周）偏远视，对形觉剥夺的敏感性有轻微的增加。提示表达 OPN4 的 ipRGC 在屈光发育中发挥了一些作用。OPN5 则被认为介导了紫光对近视的抑制作用。在小鼠中，敲除 OPN5 基因后，紫光对小鼠镜片诱导性近视的抑制作用也消失了。

4）双极细胞

双极细胞是视网膜的谷氨酸中间神经元，双极细胞处于视觉信号传递通路的中间关键环节，接受感光细胞（视杆细胞、视锥细胞）的视觉信号经加工处理后传递给视网膜神经节细胞及无长突细胞。双极细胞功能异常，会阻碍视觉信号的正常加工处理及传递，从而影响屈光发育。人类遗传学研究已发现十多个在双极细胞表达的基因（如 *TRPM1*、*GRM3*、*KCNA4*、*GJD2*、*LRT2* 等）与屈光不正有关。双极细胞 ON 信号通路 *Nyx* 基因敲除可导致小鼠远视，而 *Grm6* 基因敲除小鼠呈近视表型，并促进形觉剥夺性近视进展，引起小鼠视网膜 b 波消失。这些研究结果均明确双极细胞信号通路，特别是 ON 信号通路可能参与屈光发育和近视调控。但由于双极细胞亚类众多（15 种），不同细胞类型（ON/OFF 型）功能并不相同，到底哪些亚类双极细胞参与近视并不清楚，这些亚类双极细胞是哪些功能改变影响近视也尚未明了。

5）水平细胞

视网膜中，水平细胞通过负反馈作用调控光感受器，参与视网膜对视觉信息中空间频率的感知，调控及对光照亮度的适应，是视网膜内层将视觉信号向光感受器层反馈的重要神经元。明亮光照使小鼠屈光状态向远视方向发展，并对形觉剥夺性近视（FDM）起到抑制作用。通过视网膜神经元特异性标记物，发现明亮光照激活了水平细胞上的多巴胺 D1 受体，而选择性 D1 受体拮抗剂 SCH39166 能够阻断该抑制作用。因此水平细胞可能也参与近视的发生发展。

6）无长突细胞

视网膜中含有多达 40 多类的无长突细胞，这些无长突细胞释放了多种和近视发生发展相关的神经递质，包括多巴胺、γ-氨基丁酸（GABA）、乙酰胆碱及 5-羟色胺等。

13. 近视研究新发现之二：近视的发生可能是因为巩膜组织发生了缺氧

巩膜是眼球壁的最外层组织，纤薄却坚韧，且富有弹性，它的厚薄和生物学特性的改变会直接影响到眼球的形态及眼轴的长度。近视发生时，巩膜亦可出现组织重塑、厚度变薄、生物力学性质等方面的变化，可见巩膜组织是近视发生的重要效应器。那么，导致巩膜组织发生变化的原因究竟是什么呢？

在此之前先了解巩膜组织的构成。巩膜上大部分的细胞均为成纤维细胞，它有强大的分泌胶原及其他细胞外基质成分的功能。巩膜的细胞外基质主要为 I 型胶原，它支撑着成纤维细胞，同时也决定了巩膜的生物力学性质。已有研究表明，近视发生时，巩膜上 I 型胶原含量开始降低，成纤维细胞逐渐分化，而究竟是什么导致了这些变化，尚不明确。

目前，通过单细胞测序和分析技术，发现形觉剥夺性近视小鼠巩膜组织中成纤维细胞分化增多，低表达胶原的肌成纤维细胞亚群比例升高；而这一细胞表型的转化过程可能由缺氧诱导因子信号通路介导（图20）。

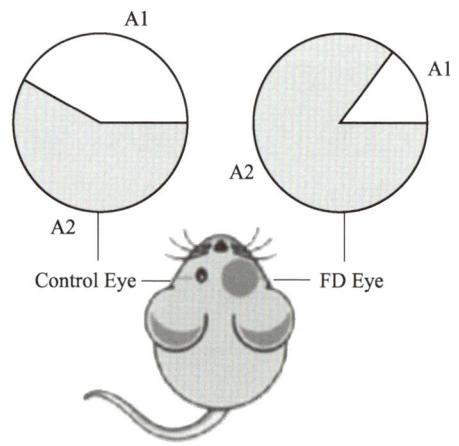

小鼠巩膜上的成纤维细胞可分为胶原合成多、分化程度低的A1类细胞及胶原合成少、分化程度高的A2类细胞，小鼠形觉剥夺性近视眼巩膜上A2类细胞所占比例明显增加。

图20　单细胞测序揭示缺氧信号通路介导小鼠巩膜成纤维细胞分化新机制

为了验证这一发现，研究人员检测了缺氧诱导因子-1α（HIF-1α）与近视的相关性。在豚鼠中，在诱导小鼠产生近视后，无论是短期还是长期，均发现巩膜上HIF-1α的表达升高（图21）；诱导它们产生近视后，HIF-1α的蛋白水平表达升高，而近视恢复后表达回落。

那么，巩膜缺氧是否是促使近视发生的因素之一呢？研究人员给诱导近视的豚鼠眼球旁注射两种不同的抗缺氧药物，发现

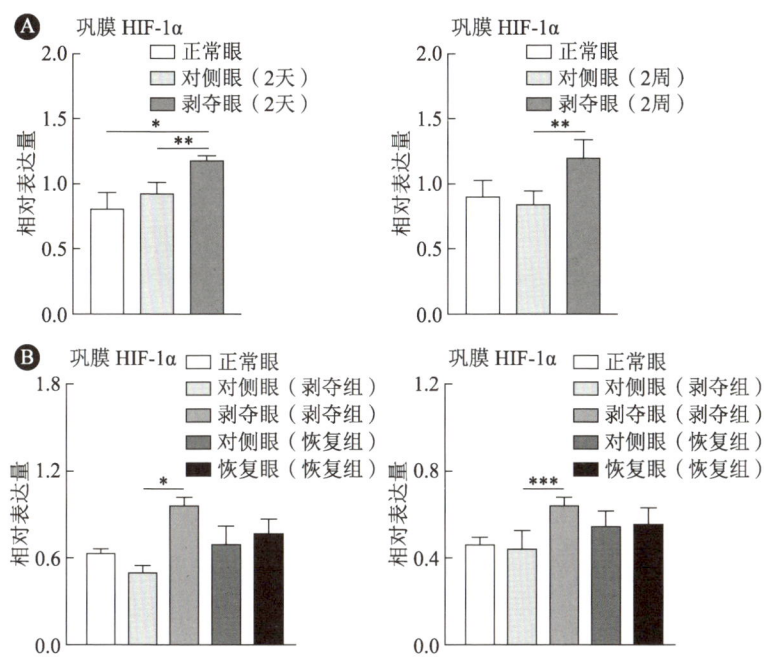

A：小鼠分别进行2天和2周的形觉剥夺近视诱导，均出现巩膜HIF-1α表达增加；B：豚鼠分别进行形觉剥夺和镜片诱导1周后恢复2天，均出现诱导期巩膜HIF-1α表达增加，而恢复期HIF-1α表达回落。

图21　小鼠和豚鼠诱导近视后巩膜HIF-1α表达检测

均产生了抑制近视形成的作用。在后续的蛋白检测过程中，HIF-1α近视时的高表达也受到了抑制，且胶原的减少也得到缓解，与表型一致（图22）。可见，缺氧很有可能参与了近视的发生发展。

经探究发现缺氧与近视诱导性动物模型之间存在一定关联，那么缺氧与人类近视之间是否也有相似的关系呢？研究人员在分析全基因组关联研究（genome-wide association studies，GWAS）

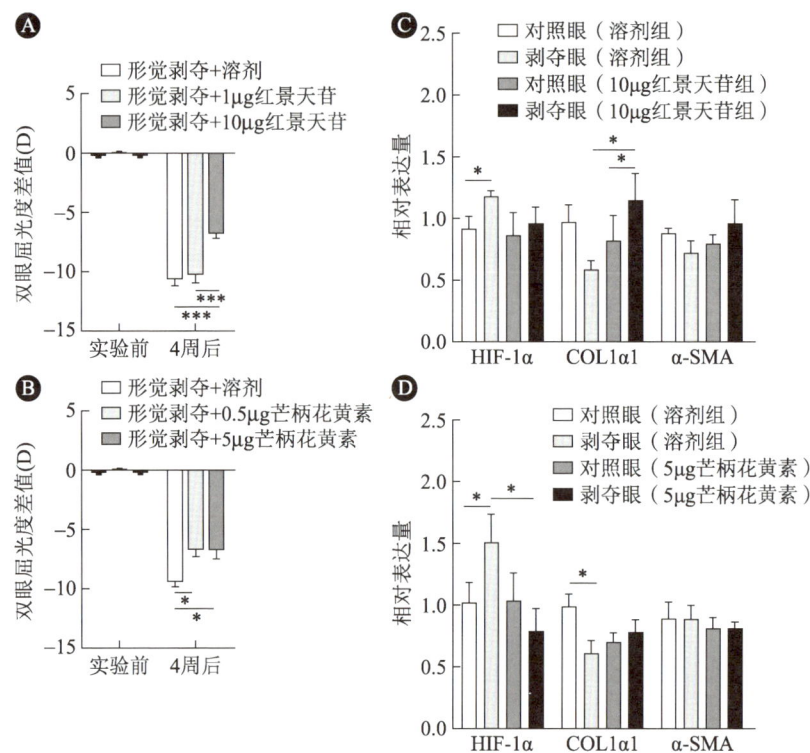

A：剥夺眼和对侧眼的屈光差值，注射红景天苷可显著减少豚鼠的近视诱导量；B：注射红景天苷近视眼巩膜上 HIF-1α 表达增加受到抑制，胶原减少得到改善；C：注射芒柄花黄素可显著减少豚鼠的近视诱导量；D：注射芒柄花黄素使近视眼巩膜上 HIF-1α 表达增加受到抑制，胶原减少得到改善。

图22　注射红景天苷（Salidroside）和芒柄花黄素（Formononetin）两种不同抗缺氧药物对近视形成和 HIF-1α 等基因表达的影响

和家系遗传数据的回顾性研究中发现，既往关联研究和连锁分析中获得的近视易感基因与 HIF-1α 信号密切相关（图23），表明巩膜缺氧不仅存在于近视动物模型，还可能是人类近视形成的一个关键因素。

巩膜组织的缺氧在整个近视形成过程中处于怎样的位置，扮演了怎样的角色呢？已有前期研究发现，脉络膜作为巩膜血供的

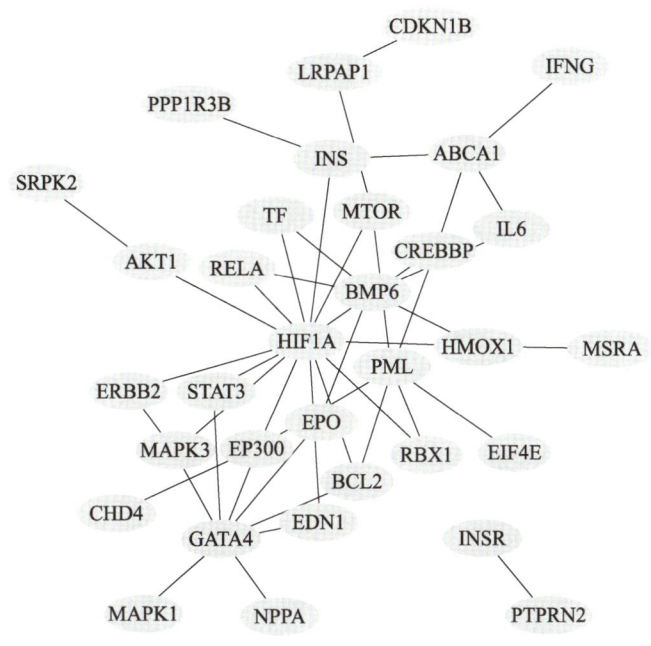

图 23　近视易感基因与 HIF-1α 信号密切相关

重要来源，在近视形成过程中会出现厚度变薄、血流减少的现象。由此，我们提出假设：在外界促近视因素的作用下，视网膜接收到信号之后传递给脉络膜，通过一定的机制使其变薄、血流减少，巩膜组织出现缺氧，成纤维细胞发生分化、胶原表达量减少，巩膜组织最终重塑变薄，整个眼球形态发生改变，眼轴延长，出现近视（图24）。

近视发病机制异常复杂，受遗传和环境因素共同调控，但两者如何相互作用调控近视发展的具体机制不明。

单个近视微效基因的改变并不足以导致近视的发生，目前已发现284个近视易感基因，只能解释不到10%的近视人群。因

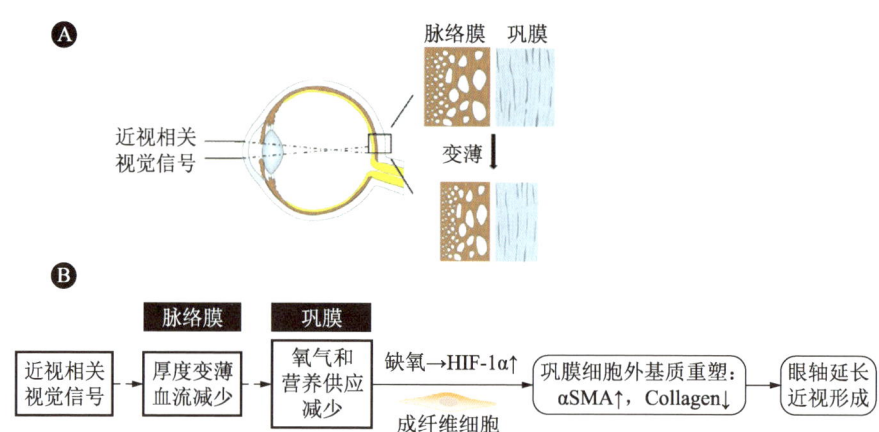

A：近视视觉信号刺激引起脉络膜和巩膜变薄；B：近视视觉信号刺激引起脉络膜血流减少，导致巩膜的氧气和营养供应减少。巩膜成纤维细胞感知到这一微环境变化后，通过上调 HIF-1α 的表达，以及增加 eIF-2α 和 mTOR 的磷酸化水平等，向肌成纤维细胞转化，减少胶原合成，引起巩膜变薄，眼轴延长，近视形成。

图24　近视发病机制模式

此，我们在近视研究中引入了常用于复杂疾病（如癫痫和认知障碍等）研究的"核心功能模块分析方法"，分析了：①业内认可的284个近视易感基因；②针对45个高度近视核心家系全基因组重测序发现的新生突变；③温州、广州、四川3个区域的高度近视患者（屈光超过 -6 D）全基因组关联分析获得的近视相关基因，发现这三种来源的基因均显著富集于肌动蛋白细胞骨架调控信号通路、细胞外基质受体互作信号通路或与这两个信号通路存在显著互作，并形成显著的蛋白-蛋白互作网络。而超高度近视患者（屈光超过 -10 D）的相关基因显著富集于 HIF-1α 信号通路。敲减该互作网络的关键节点基因 *GAS6* 可以抑制缺氧诱导的巩膜成纤维细胞转分化及细胞外基质重塑。环境因素（如近距离工作）是已知的近视风险因素，但是否是近视形成的诱因及其参与近视的机制尚不明确。该研究利用其课题组自行改装的Angio-OCT发现，近距离工作可诱导人眼脉络膜厚度变薄、血流减少，进而导致巩膜缺氧。

基于上述研究结果，我们提出了人类高度、超高度近视遗传与环境因素的互作模式：①普通高度近视（-10 D ~ -6 D）：遗传上存在近视微效基因改变（富集、互相作用于肌动蛋白细胞骨架调控及细胞外基质受体互作信号通路），在环境因素（近距离工作等）诱导下共同导致；②超高度近视（超过-10 D）：遗传上存在HIF-1α信号通路改变，可能不需要或仅需较少的诱导，即可引起巩膜细胞外基质重塑，导致超高度近视。这证明了巩膜缺氧是人类近视形成的原因之一（图25）。

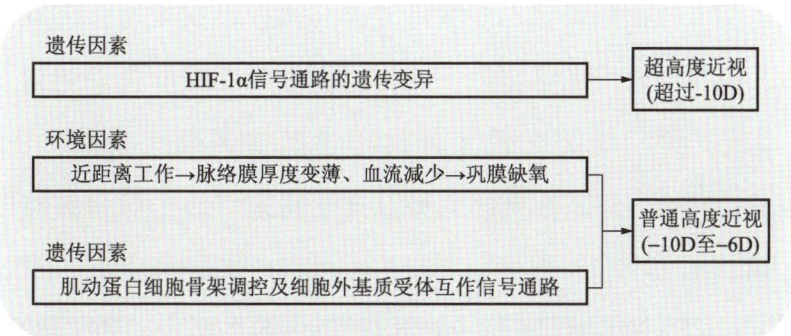

图25 巩膜缺氧导致人类近视的工作模式

综上所述，巩膜缺氧是近视形成的一个重要成因，且为研究眼球各组织之间的影响通路提供了新的线索；抗缺氧药物也可成为新一代治疗或延缓近视发生发展药物的代表。

14. 近视研究新发现之三：脉络膜血流减少可能参与近视的发生发展

相较于接收和处理外界视觉信号的视网膜及近视形成的最终效应器巩膜，位于两者之间的脉络膜在近视发病机制的研究相对较少。脉络膜由丰富的血管网和血管间质组织构成，拥有丰富的血流，主要为外层视网膜提供氧气和营养物质。它同时也被认为介导了视网膜化学信号向巩膜传递的过程，进而参与调控眼球生长发育和近视发展。

之前众多临床研究发现，近视眼的脉络膜厚度明显变薄，且变薄程度与近视程度呈正相关。在小鸡和豚鼠形觉剥夺性近视和镜片诱导性近视中也发现脉络膜变薄的现象，且脉络膜厚度变化的以下几个特征都提示它极大可能参与调控近视发展：①双向特异性，即在促近视视觉刺激下变薄，在抑制近视的视觉刺激下增厚；②迅速性，能够在数十分钟内对视觉刺激产生相应变化；③区域特异性，局部视网膜刺激仅产生特定区域的脉络膜厚度变化（图26）。

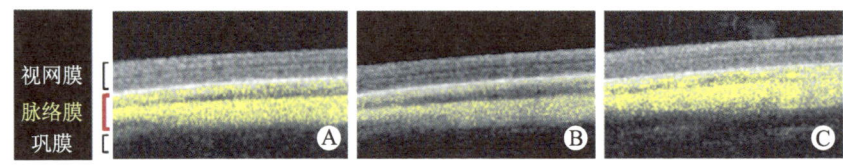

动物近视诱导时脉络膜血流减少；恢复期回复正常。A：对照组；B：近视诱导；C：近视恢复。

图26 近视与脉络膜血流的关系

那么，哪些因素调控了脉络膜厚度的变化呢？根据脉络膜的解剖成分，脉络膜血流、淋巴液、非血管平滑肌或渗透性大分子都可能参与了脉络膜厚度的调控。结合脉络膜为一高度血管化组织，以及脉络膜血流可以在短时间内迅速发生改变的特点，我们推测很可能是脉络膜血流参与或引起了脉络膜厚度的变化。随着光学相干断层扫描技术的发展，活体对人眼脉络膜血管结构和血液循环进行分析得以实现。在近视人群中，脉络膜血管容积和血管间质含量均较正视眼显著减少，且减少程度与近视程度密切相关。其中脉络膜大血管层（Haller's layer）和中小血管层（Sattler's layer）厚度均有相应的减少。这两个血管层的变化可进一步导致作为物质交换中心的毛细血管层（Choriocapillaris layer）的血流灌注降低。然而我们无法通过这些研究明确脉络膜血流变化是近视的诱发因素还是伴随变化。

为了解决这一问题，我们团队在豚鼠近视模型上开展了一系列研究。一方面，首先发现形觉剥夺性近视和负镜片诱导性近视模型中脉络膜厚度和脉络膜血流均减少，而在去除上述视觉刺激后，脉络膜厚度和脉络膜血流均有所恢复。当近视诱导的同时球旁注射α肾上腺素受体阻断剂哌唑嗪扩张脉络膜血管，发现哌唑嗪在增加脉络膜厚度和血流的同时可以抑制形觉剥夺性近视和负镜片诱导性近视。另一方面，注射α肾上腺素受体激动剂去甲肾上腺素在减少脉络膜厚度和血流的同时可以促进普通豚鼠向近视发展；离断颞侧睫状后动脉也产生了同样的结果。明亮光照、阿托品、激活多巴胺系统这些抑制近视的方式均增加了豚鼠脉络膜血流。给予人眼调节刺激诱发调节反应后，也可以引起显著的脉络膜变薄和血流减少。

此外，复旦大学附属眼耳鼻喉科医院的卢奕教授和颜标教授团队的研究也发现，通过调控circFoxO1表达水平干预脉络膜血管功能同样可以抑制实验性近视的进展。

以上研究均提示，脉络膜血流很大可能是近视发生发展的原因。同时，这些研究为我们的近视防控提供了一个新的视角，尝试以不同方式改善或增加脉络膜血流，可能是防控近视的一个新的手段。

15. 近视研究新发现之四：户外活动多可预防近视

户外活动能够预防近视这一观点已经存在很长一段时间，但是支持这一观点的确切证据主要来自近十来年的研究。在2008年，Rose等人在 *Ophthalmology* 上发表悉尼近视眼研究的部分研究结果。该研究调查了2003—2005年澳大利亚悉尼市1765名小学一年级和2367名初中一年级的学生的近视情况，发现无论是在户外放松休闲还是进行体育运动，花大量时间在户外的儿童不容易患近视。之后，该团队又对这两个队列进行了5~6年的随访（分别有892名小学生和1211名中学生完成了这次随访），结果进一步证明了花较多时间在户外的儿童不容易患近视。在中国、新加坡和美国所做的后续研究都支持了这一结论。

　　除了观察性研究，不少团队亦开展了临床试验以证明增加户外时间能够预防儿童近视。中山大学中山眼科中心何明光团队通过为期3年的随机对照研究，证明了增加户外活动作为简单的公共卫生干预措施，可以显著降低近视的发生，从而为近视防控提供了有力的证据。该研究已于2015年发表在 *JAMA* 上。该团队在广州随机选取了6所学校，让6~7岁的小学生在学校日程结束后，增加时长为40分钟的户外课程；作为对照的其他6所学校的儿童时间表保持不变。3年后统计结果发现，参与户外课程的900多名儿童中，30%患有近视，而对照组学校的近视率则接近40%。可见，通过增加户外活动的时间，能够预防近视的发生。北京同仁医院王宁利教授在安阳眼科的一个研究结果表明，对于尚未罹患近视的孩子而言，户外活动少，其屈光度向近视发展的可能性就大；对于已经近视的孩子，户外活动的保护作用则不明显。根据目前的研究结果来看，增加户外活动时间对儿童近视形成有明确的预防作用，而对于近视已经形成的儿童似乎没有实质上的保护作用。那么，户外活动多久才可以起到近视预防的作用？

　　研究户外活动时长与近视关系的澳大利亚国立大学 Ian Morgan 教授指出，户外活动有助于降低近视发病率。与冬季相比，夏季的近视进展速度会减慢，这可能也是因为儿童在夏季时户外活动时间增加了。活动时间相对于活动内容而言是更加重要的因素，每周户外活动超过 15 小时的儿童相较于每周少于 5 小时的儿童，前者发生近视的风险只有后者的 1/3。多个研究建议，保持每天户外时间 2 小时，每周约 12 小时，可以减少近视的发生，控制近视度数增长。专家指出，在小学阶段，孩子最易发生近视，因而这个时期也是控制近视的最佳时期，家长更应该鼓励孩子多去户外活动。诸多研究证据从不同角度证实了户外活动对近视防控的有效作用，进一步确定这种作用背后的机制将会使我们的干预更有针对性，从而避免与户外活动有关的潜在有害影响，如晒伤和增加皮肤癌风险。

相比于室内，户外的光照在强度、光谱构成等方面都有着明显的不同，其中高光照强度的保护作用得到了动物实验和临床研究的证据支持。2009 年时，Frank Shaeffel 教授与 Regan Ashby 博士推测，户外暴露之所以有保护作用，可能是户外与室内的光照环境不一样导致的。于是他们开展相关的动物实验，并且证实了他们的推测。通过实验可以看到，只要将光照强度提高到 10 000 Lux（光照度单位）以上，雏鸡形觉剥夺性近视的发生率降低约 60%。该结论于 2009 年发表在 *IOVS* 上。后来类似的实验结果在其他动物（包括灵长类）身上得到重复，说明这是个普遍现象。这也提示与其他物种一样，强光照很可能可以抑制人类近视的发生。据此，一项旨在通过改善教室照明以验证明亮光照能否保护儿童近视的临床研究在沈阳开展。该研究通过一年的时间发现将教室照明从 100 Lux 提高到 500 Lux 能够减少儿童约 6% 的近视发病率，进一步支持了这一假设。那么明亮光照抑制近视的机制是什么？

科学研究发现，多巴胺作为视网膜上光调节释放的神经递质，参与了实验诱导型近视的发展过程（图27）。在形觉剥夺性近视诱导期间，视网膜多巴胺及其代谢产物二羟苯乙酸的含量明显降低，在恢复期这些指标又会升高到正常水平，其变化规律与形觉剥夺性近视转归程度高度一致；同时还发现多巴胺非选择性受体激动剂阿扑吗啡可抑制多种动物模型的近视进展。实际上多巴胺的产生与释放与光照强度呈线性相关，也就是说光照越强，多巴胺释放量越大，所以光照强度越强，越能抑制近视的发生。另有实验证明，如果在眼球内使用多巴胺受体的拮抗剂之后再用明亮光照照射近视诱导眼，保护作用会减弱，说明多巴胺至少是传导明亮光照抑制近视作用的重要途径之一。

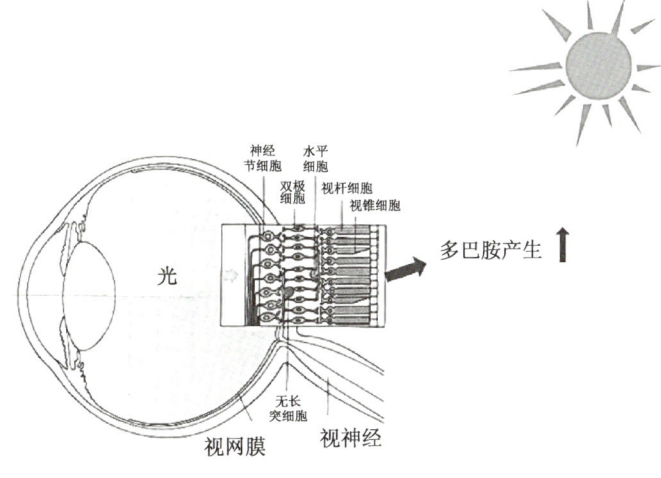

图27　光照会引起多巴胺产生增多

增加户外运动可降低近视的发生率（图28），然而，增加户外时间将直接导致学生室内读书时间减少，因此很难进行推广和应用。因此，研究户外运动延缓近视的作用方式和机制尤为重要，从而既能利用到户外活动延缓近视的优势，又不会减少学生读书时间。

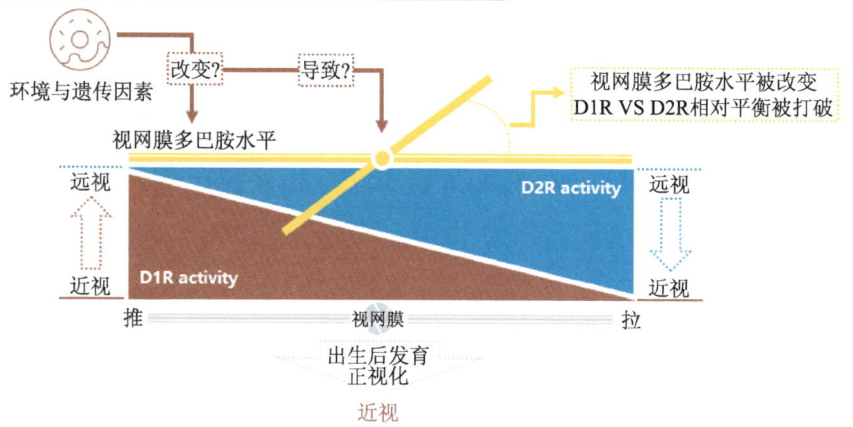

图28　户外活动可能通过升高多巴胺水平减少近视的发生

临床上控制近视进展的有效办法

16. 临床上控制近视进展的有效方法之一：配戴角膜塑形镜

角膜塑形镜能有效控制近视儿童青少年的眼轴增长，从而延缓近视进展，这一作用可以从多项临床研究结果中获得循证证据的支持，不过近视控制的效果仍受到诸多因素的影响，如初始屈光度、角膜形态、年龄、镜片设计等。虽然控制近视的机制至今尚不明确，但从临床的需求和实效来看，在严格把控适应证、规范验配、定期随访的前提下，配戴角膜塑形镜是一种安全有效的近视防控方法。角膜塑形镜是一种逆几何设计的硬性透气型角膜接触镜，通过压平中央角膜暂时改变人眼的屈光状态。早在1960年前后，Jessen就用PMMA（聚甲基丙烯酸甲酯）材料制成了世界上第1副角膜塑形镜，由于镜片较差的舒适度与材料的不透氧，导致其未能在临床上使用。随着镜片材料的改良与设计的优化，角膜塑形镜再次进入人们的视野，配戴方式逐渐由日戴转变成夜戴，并获得美国食品药物监督管理局的批准用于屈光不正的矫正。

目前角膜塑形镜主要包含两大类设计，包括 VST（vision shaping treatment）设计和 CRT（corneal refractive therapy）设计。VST 设计由四个弧区构成：从中央到周边依次为基弧区（BC）、反转弧区（RC）、定位弧区（AC）和周边弧区（PC）。CRT 设计包含基弧区（BC）、反转区（RZD）和着陆角（LZA）。

（1）要科学研判角膜塑形镜近视进展控制的效果

随着临床应用研究的不断开展，人们发现角膜塑形镜能有效控制儿童青少年近视的进展。美国眼科学会（American Academy of Ophthalmology，AAO）在 2019 年的一份报告显示，通过 2 年的配戴，角膜塑形镜大约减缓 50% 的眼轴增长，角膜塑形镜组的平均眼轴增长为 0.3 mm，对照组（单光框架眼镜、单光软性接触镜）的眼轴增长为 0.6 mm。一些学者对以往角膜塑形镜控制近视的研究做了荟萃分析，在 4 篇荟萃分析中，都纳入了相同的 6 篇文献，他们的结果非常接近：相较于对照组，角膜塑形镜组在两年内减少了 0.25～0.27 mm 的眼轴增长。随后，又有大量的国内外研究证明角膜塑形镜在近视控制上是有效的，因此，角膜塑形镜作为一种近视防控的方法在临床上广泛应用，尤其在近视高发的亚洲国家。那么，角膜塑形镜延缓近视进展的机理何在呢？角膜塑形镜控制近视进展的作用机制至今尚未确定，有许多理论尝试解释这一机理,其中,"周边屈光理论"是被较多人认可的一种可能机制。针对灵长类动物的研究发现,周边视网膜的信号在眼轴增长中的调控作用要比中央视网膜的信号更重要,近视性的周边视网膜离焦会延缓眼球向近视方向发育,而远视性的周边视网膜离焦则促进眼球向近视方向发育。角膜塑形镜通过特殊的逆几何设计,使角膜上皮细胞从中央向周边移行,同时中央区角膜上皮细胞在正压力下压缩,曲率变平坦;中周边区的角膜上皮细胞在负压吸引下膨胀,曲率变陡峭;再加上细胞间液的流动,使角膜前表面的曲率发生变化,并在眼底形成不同的焦平面。研究证明,塑形后的角膜产生了周边视网膜的近视性离焦,而周边近视性离焦可能在调节人眼屈光发育中起到一定引领作用(图29)。

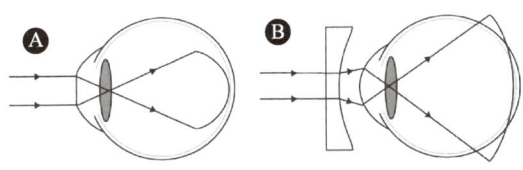

A:配戴角膜塑形镜后产生周边近视性离焦;B:配戴框架眼镜产生周边远视性离焦。

图29 配戴角膜塑形镜与配戴框架眼镜的对比

(2) 如何有效实现角膜塑形镜控制近视进展的良好效果

不是所有的近视患者都适合角膜塑形镜,也不是所有的近视患者都能利用其实现良好的近视进展控制效果。近年来,科学家们尝试找到影响角膜塑形镜近视控制效果的关键因素,以期应用到临床提高其控制效力。许多研究发现,角膜塑形镜配戴者的年龄与眼轴的增长呈负相关，Cheung 等人将受试者按年龄分为低龄儿童（6～8岁）、大龄儿童（9～12岁）和青少年（13～15岁）3 组，并将眼轴进展≥0.2 mm 定义为眼轴增长较快，由此分别计算配戴角膜塑形镜前后，各年龄组中眼轴增长较快的人占该组总人数的比例。通过比较戴镜前后的比例发现，在低龄儿童中，戴镜前后这一比例为 93% 与 29%，大龄儿童为 25% 与 0，戴镜前后有统计学差异，即配戴角膜塑形镜对这两组的眼轴增长起到了控制作用；在青少年中，戴镜前后的比例为 13% 与 0，没有统计学差异。同时，通过计算 3 组的 NNT（需治疗人数）得出，低龄儿童为 1.56（即每用角膜塑形镜治疗 2 名低龄儿童就有 1 名儿童避免了较快的眼轴增长），大龄儿童为 4，青少年为 7.69，可以看出在年龄越小的人群中，配戴角膜塑形镜能取得越好的近视控制效果。因此，儿童一旦开始近视，应该尽早采取干预措施，延缓近视进展。

对于近视度数不同的人，他们配戴角膜塑形镜的效果会不会相同呢？结论是不一定。部分研究结果显示，基线近视度数越高，眼轴增长越少。更大的基线近视度数意味着更大的屈光降度，能减小更多的周边视网膜远视性离焦。Queiros 等人的研究结果表明，视网膜周边的相对屈光改变量与基线等效球镜度存在近似 1∶1 的关系。然而也有研究结果显示，角膜塑形镜配戴者的基线近视度数与眼轴增长程度无关。之所以会出现不同的结论，可能与以下因素有关：①个体角膜生物力学特性差异，对角膜塑形的反应不同，相同的镜片参数在不同人眼上的塑形效果不一定相同；②屈光度与眼轴存在相关性，但并不是一一对应的关系；③不同研究的人群、样本量、基线年龄和镜片类型等差异可能造成结果的不一致。因此，从降低高度近视所致并发症的角度出发，应该尽早进行近视干预，延缓眼轴增长，最大限度地减少因近视而导致对眼部健康的损害。

既然周边近视性离焦可能是角膜塑形镜控制近视的潜在机制，周边离焦的产生又是来自角膜上皮细胞的移行、变形及细胞间液的流动，那么通过改变镜片的设计产生不同的角膜塑形是否能提高其近视控制的效果呢？角膜地形图仪是一种观察角膜表面形态的仪器，研究发现配戴角膜塑形镜后反转弧区的角膜相对中央角膜变陡越多，其近视控制效果越好。也有人发现将一定范围的角膜离焦量累积，其值越大近视控制效果也越好。这似乎说明角膜离焦量对减缓眼轴增长的影响可能存在剂量-反应的关系。

那么，缩小角膜塑形镜的光学区，增大角膜的离焦面积是否会产生更好的近视控制效果呢？Wang 等人通过比较 BC 5 mm 和 BC 6 mm 两组不同光学区大小的角膜塑形镜，在 6 个月访视时，BC 5 mm 组的眼轴增长明显缓慢，具有更好的近视控制效果。她们认为除了光学区的影响，瞳孔的直径也起到了一定的作用。Jiang 等人通过对配戴角膜塑形镜和多焦软镜患者的角膜地形图分析发现，达到 50% 最大离焦量时到角膜顶点的距离和瞳孔半径的差值与眼轴增长量正相关，说明角膜塑形镜的近视控制效果不仅和离焦量、离焦的面积有关，还和配戴者的瞳孔大小有关。瞳孔越大，能将角膜的离焦效应更有效地传达到视网膜。因此，对于部分角膜塑形镜控制效果不佳的配戴者，可以尝试和低浓度阿托品滴眼液进行联合治疗。Qi 等人通过对比研究角膜塑形镜联合 0.01% 阿托品滴眼液及单独配戴角膜塑形镜比较，联合组前半年眼轴增长明显减慢，并出现轻微的缩短，和单独配戴角膜塑形镜组存在明显的统计学差异，但之后半年组间不存在差异。

因此，对于有效提升角膜塑形镜的近视控制效果的各项影响因素，以及和药物联合应用的方式，还需要更多的基础研究和临床研究进行探索并提供支持。

（3）角膜塑形镜配戴的安全性取决于配戴者的理解力和依从性

角膜塑形镜通过改变角膜的曲率来达到降低近视、提高裸眼视力的目的，因此它降低近视的作用是有限的。研究表明，通过 1 个月的配戴，近视度数低于 4.00 D 的配戴者，约 90% 白天裸眼视力能达到 4.9，而对于近视度数较高、角膜较平坦的配戴者，效果较差。由于角膜自身有记忆功能，当第 2 天摘镜后或镜片停戴后，角膜会随记忆回弹，因此角膜塑形镜改变屈光度的作用是暂时的和可逆的，完全停戴 1 个月，角膜会逐渐恢复到戴镜前的状态。

同时，角膜塑形镜属于一种特殊的接触镜，和角膜直接接触，验配不当、使用不规范，也会增加角膜损伤和感染的风险。所以，国家食品药品监督管理总局将角膜塑形镜列为三类医疗器械并进行重点监管,对角膜塑形镜的注册、从业人员的培训与资格认证、戴镜的操作与定期的随访等做出了严格的规定。因此,我们需要严格把控适应证,通过规范检查为配戴者选择合适的镜片,并对配戴者进行宣教和定期随访,从而保障角膜塑形镜的安全使用。只要做好以上规范,角膜塑形镜是一种安全的近视防控方法工具。Bullimore 等的研究表明,角膜塑形镜导致感染性角膜炎的发病率是 7.7‱,与硅水凝胶软镜长戴类似。

综上所述,配戴角膜塑形镜是一种有效的近视控制手段,其控制效果受诸多因素影响,未来仍需要更多的基础研究和临床研究阐明其控制近视的机理,并结合不同配戴者的眼部参数特征,设计更优化的个性化矫正方案,提升近视防控效果。

17. 临床上控制近视进展的有效方法之二:多焦软性接触镜

近期的临床研究发现,多焦点设计的软性接触镜(简称多焦软镜)能有效控制儿童青少年近视的增长,它的近视控制效果受戴镜时长、镜片设计、配戴者年龄、屈光度等因素的影响。根据研究结果建议,当将多焦软镜应用于儿童青少年控制近视,应采取日戴日抛的配戴方式,既简化了护理流程,又能有效降低感染性角膜炎的发病概率,从而保证有效性和安全性。多焦软镜的历史最早可追溯到 1938 年,Feinbloom 设计了分段式的双焦和三焦巩膜接触镜，但是由于这些镜片戴在眼睛上会产生旋转无法稳定而没有应用于临床。1957年DeCarl研制的双焦接触镜解决了旋转的问题，是目前各种软镜设计的基础。包括后来发展而来的双焦点和多焦点接触镜均是在软镜材料的平台上建立的，因为软镜材料可以设计成更大直径，并且有更好的柔软度，与RGP镜的材料相比，软镜镜片的移动度和中央定位更有可控性，所以目前世界上流行的多焦点接触镜以软镜为主。

多焦软镜设计的最初目的是为了解决老视患者同时看远和看近的视觉需求问题，因此在同一软镜上存在多个不同的屈光度，按中央区功能不同可分为两种：①中心看远，周边给予正镜近附加帮助看近；②周边看远，中心偏鼻侧给予正镜近附加辅助看近。

一些科学家基于近视基础研究的理论，开始探索多焦软镜用于青少年近视防控时的效果研究，研究发现中心看远的这种镜片在近视青少年人群中使用时可起到延缓近视进展的效果。目前用于近视控制的两种主流多焦软镜设计为渐变多焦点设计和同心圆双焦设计。渐变多焦点设计的多焦软镜一般中央区域视远，从中央向外周近视度数减小；同心圆双焦设计的多焦软镜含有两种屈光度，即矫正近视的远用度数和包含近附加的近用度数，中央圆形区域为远用度数，紧挨着的同心圆环为近用度数，然后依次远用与近用交替出现（图30）。

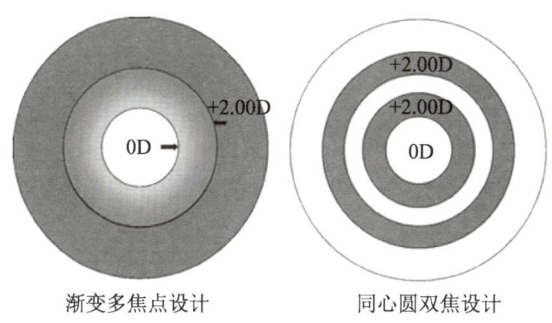

图 30　两种不同的多焦软镜设计

（1）科学研判多焦软镜控制近视的效果

我们通过科学研究资料分析多焦软镜控制近视的效果。2017 年，Li 等人总结了渐变多焦点设计软镜和同心圆双焦设计软镜的近视控制效果，通过分析 5 项随机对照试验与 3 项队列研究，认为同心圆双焦设计多焦软镜相较于对照组一年减缓 0.31 D 屈光度增长，减缓眼轴增长 0.12 mm；渐变多焦点设计多焦软镜相较于对照组一年减缓屈光度增长 0.22 D，减缓眼轴增长 0.10 mm。相对单光软镜或框架眼镜，这两种设计多焦软镜 2 年近视屈光度控制效果为 30%～38%，眼轴控制效果为 31%～51%，同心圆双焦设计似乎比渐变多焦点设计控制近视效果更好。

库博的 MiSight 多焦软镜和同心圆双焦软镜在葡萄牙、英国、新加坡和加拿大 4 个国家进行了一项长达 3 年的双盲随机对照研究（Part1）。这项研究在种族、样本量和研究时长上较前人的研究都有较大的提升。研究发现，和单光软镜相比，MiSight 对青少年的近视屈光度控制效果在 1 年、2 年和 3 年分别达到 69%、

59%和59%，眼轴控制效果为63%、53%和52%。这项研究在种族、样本量和研究时长上较前人的研究都有较大的提升。3年Part1研究完成后，对照组重新验配MiSight，实验组继续配戴MiSight，3年后再次评估（Part2）。研究发现，两组等效球镜变化及眼轴长度无显著差异，累计6年的研究表明配戴MiSight镜片在较大年龄开始近视控制仍然有效。因此，2019年底，FDA批准了MiSight多焦软镜用于8~12岁，屈光度为-4.00~-0.75 D且散光不大于0.75 D，无眼部疾病有晶体眼儿童矫正近视，这也是首个获得FDA批准的近视控制产品。MiSight软镜于2021年8月获得国家药品监督管理局（NMPA）批准，适用于8~12岁的青少年。

（2）多焦软镜控制近视机制

多焦软镜控制近视的效果已通过诸多研究证实，那么它是通过什么机制来控制近视呢？有学者认为，多焦软镜的近视控制作用可能和周边视网膜形成近视性离焦有关。"周边离焦"理论是在小鸡近视模型和猴子近视模型上通过精准设计的实验获得的实验结果和理论，这个理论在各种光学矫正设计中得到应用，也包括了多焦软镜的设计。Berntsen等人比较裸眼、配戴单光软镜和配戴渐变多焦点软镜这3种情况在0°、20°、30°和40°视近视远时的屈光状态。结果显示视远时，多焦软镜相较于单光软镜，在鼻侧30°、40°与颞侧20°、30°均出现近视性漂移；而单光软镜的相对周边屈光与裸眼相比没有差异。当注视30 cm视标时，多焦软镜相较于单光软镜在鼻侧40°与颞侧20°、30°出现近视性漂移，在鼻侧20°和中央出现远视性漂移；除了比较两种软镜之间的屈光状态差异，作者还描述了两种软镜看近时实际的屈光状态，单光软镜除了颞侧40°以外，其他各点均为远视离焦状态，多焦软镜在中央与鼻侧20°为远视，而在其他位置与0°没有差异，这意味着在看近时配戴多焦软镜产生周边正视状态，而单光软镜则产生周边远视状态（图31）。

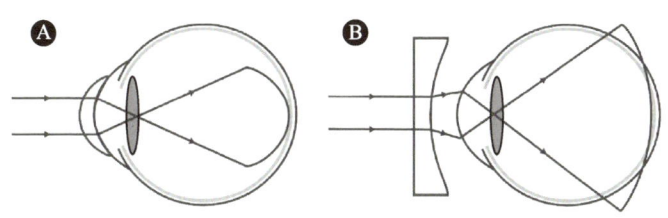

A：配戴多焦软镜后产生周边近视性离焦；B：配戴单光软镜后产生周边远视性离焦。
图31　配戴多焦软镜与配戴单光软镜的离焦对比

（3）多焦软镜控制近视的有效性和安全性

临床常用的光学近视干预工具包括角膜塑形镜、多焦软镜、渐变多焦框架眼镜和离焦设计框架眼镜等。通过荟萃分析发现角膜塑形镜与多焦软镜均具有中等的近视控制效果；渐变多焦框架眼镜的近视控制效果较弱；近期报道的离焦设计框架镜片与角膜塑形镜、多焦软镜具有相当的控制效果，但仍需要更多的研究进行验证。多焦软镜作为近视干预工具的选择之一，它适合近视伴低度散光、对护理要求简单、舒适度要求高的近视儿童青少年。

当然，它的近视控制效果存在个体差异，受戴镜时长、镜片设计、配戴者年龄和屈光度等因素的影响，一般来讲，戴镜时间越长、使用同心圆设计、越早配戴、近视度数越低，其近视控制效果越好。因此在选择多焦软镜控制近视时，需要综合考虑以上因素，以达到良好的近视控制临床效果。

在关注多焦点软镜的近视控制效果同时，目前的很多最新研究开始关注多焦点设计的程度及其配戴时的视觉质量问题。有研究认为，高下加光（high add）的中央视远的多焦点软镜控制儿童近视进展更有效更稳定，同时，配戴高下加光多焦点软镜不会导致视觉功能的问题增多。也有研究表明配戴各种程度的多焦点软镜，均会导致对比敏感度降低，高下加光（如 +4.00 D）还会显著降低低对比度视力，但是对于远视力、近视力、视疲劳、舒适度等方面，各种多焦点软镜之间没有差异性。所以，推测对于周边离焦程度的设计，更应该结合近视防控的效果和配戴安全性方面进行综合的评估。

（4）多焦软镜配戴时应注意的问题

1）注意配戴方式

由于需要控制近视发生发展的人群多为儿童青少年，因此多焦软镜更建议采用日戴抛弃型镜片。日戴的模式，降低了缺氧的风险；日抛的方式，简化了护理流程，从而保证儿童青少年配戴的安全和便捷，也大大降低了感染性角膜炎的发病概率。这也是目前临床上推荐首选抛弃型多焦软镜,用于日戴,不建议睡觉时配戴。

2)注意选择镜片

目前市场上多焦软镜种类较多,有些是同心圆设计,有些是渐变多焦设计,且同心圆设计上也有差异,渐变设计的屈光度变化也有不同,另外各种类型镜片的材料、含水量、透氧性等方面也有区别,针对镜片的选择,更加需要专业性,所以建议由专业的眼视光医师来帮助选择相对合适的镜片。

3)注意选择合适的配戴者

多焦软镜作为近视防控手段之一,也是一种接触镜之一(三类医疗器械),并不是每个孩子都适合配戴软性接触镜,专业医师在选择多焦软镜作为近视防控手段工具时,需要综合评估配戴者的条件:①孩子的眼睛要符合软镜配戴的适应条件。②多焦软镜主要适用于有近视控制需求,但又不适合或不愿配戴角膜塑形镜者,如近视度数过高或角膜曲率太平坦者配戴角膜塑形镜的风险相应增大,这时多焦软镜就是一个很好的选择。③验配时,需评估配戴者配戴时的视觉质量及主观感受,相较于角膜塑形镜,多焦软镜舒适度更强、适应更快、护理更简单,且摘镜后不存在屈光度回退问题。但尽管有以上诸多优点,验配多焦软镜进行近视控制时,必须到具有医疗资质的专业机构进行细致检查,严控适应证,选择合适镜片,配后接受规范的宣教,学习正确使用镜片并定期随访复查,从而保证这一手段在儿童青少年人群近视控制中的有效性和安全性。

18. 临床上控制近视进展的有效方法之三：低浓度阿托品滴眼剂

阿托品在眼科中的应用，常见的有滴眼液和眼药膏这两种形式。阿托品滴眼剂在眼科领域是一种成熟的药物，具有很长的使用历史，最早可以追溯到 20 世纪 70 年代。最常用的浓度是 1%，阿托品是一种非选择性毒蕈碱受体（M 受体）阻滞剂，能对抗平滑肌的收缩，让肌肉麻痹后处于非收缩状态，因此临床上常用阿托品作为睫状肌麻痹剂和散瞳剂。

（1）阿托品与近视防控研究的历史

有关阿托品对近视的干预研究一直都在进行，随着研究的发展，证实了阿托品对近视进展具有良好的控制作用。

动物实验结果表明，在豚鼠形觉剥夺性近视的形成过程中应用阿托品可以抑制近视的发生，但阿托品不能改善已经形成的近视。在雏鸡等动物模型上也验证了阿托品对预防近视的作用。其后在对人的研究中使用不同浓度的阿托品滴眼剂，也证实了对近视发生发展有不同程度的减缓作用。

温州医科大学研究团队收集了 6000 多篇有关近视防控的文章，对已论证过的 16 种近视防控方法的近视控制效率做了一个对比研究分析，论文发表在高影响力专业杂志 *Ophthalmology* 上，结果发现，从眼轴变化的速度来看，近视控制效果最好的前三位是高浓度阿托品滴眼剂、中浓度阿托品滴眼剂和低浓度阿托品滴眼剂。浓度越高，近视控制效果越好。

这些研究，把对阿托品滴眼剂临床应用的有效性探索往前推进了一大步。

（2）阿托品的作用机制

阿托品控制近视发展的机制是什么？经典的调节紧张学说认为，阿托品是通过对睫状肌的麻痹作用和对眼调节功能的阻滞来发挥作用的，但是该假说被后面很多研究所否定。

近几年，更多科学研究认为阿托品是通过非调节机制控制近视，即阿托品抑制眼轴增长的作用并不是通过麻痹睫状肌、放松调节实现的。而是通过抑制后极部巩膜重塑延缓眼轴增长来实现的，是由 M1 和 M4 受体介导，通过作用于 M1 和 M4 受体来实现。

非调节机制的例子很多，如雏鸡的睫状肌是横纹肌，该横纹睫状肌是由尼古丁受体（N 受体）而不是 M 受体神经支配的，而阿托品可以有效预防雏鸡的近视，这表明阿托品不是完全通过阻断调节来减缓近视进展，还通过尼古丁受体途径来减缓近视进展。

Gallego 等于 2012 年对诱导的雏鸡近视模型进行阿托品治疗，发现阿托品抑制近视进展的作用主要表现在对巩膜的形态学变化的影响上，巩膜神经纤维层增厚，而软骨层变薄，这些变化导致屈光不正向正视化方向恢复，眼轴停止增长，因此认为阿托品是通过作用于巩膜纤维层发挥控制近视作用。

Arumugam 等于 2012 年在 *IOVS* 发表了基于受体的 M1 和 M4 途径抑制实验诱导的树鼩轴性近视的证据，表明选择性作用于 M1 和 M4 受体的毒蕈碱受体拮抗剂对形觉剥夺性近视增长具有显著的抑制作用。

阿托品是一种非选择性的 M 受体拮抗剂，对不同受体均有作用。因此，猜测阿托品对近视的控制作用是通过作用于 M1 和 M4 受体来实现。目前有两种理论可以解释这一点：①阿托品通过神经化学级联反应在相对较低的剂量下发挥作用，该级联反应始于视网膜（可能是无长突细胞）中的 M1、M4 受体；②阿托品通过非毒蕈碱机制抑制糖胺聚糖的合成，从而直接作用于巩膜成纤维细胞。

（3）科学分析阿托品的近视防控效果

阿托品滴眼剂的近视防控效果及其不良反应，均呈现浓度依赖效应，因此，具有良好临床控制效果且不良反应可耐受的适宜浓度是研究和临床关注的重点。

2015 年，Chia 团队在 *Ophthalmology* 发表了使用阿托品延缓儿童近视进展的相关研究。ATOM 研究是一项旨在探讨不同浓度阿托品滴眼剂对儿童近视治疗作用、安全性和前瞻性随机双盲研究，分为 3 个阿托品浓度组（0.01%、0.05%、0.1%）。在第 1 阶段研究中，发现阿托品的浓度越高，近视控制作用越好，但在停药后，近视反弹也越快。在第 2 阶段研究中，给予近视儿童 0.01% 的阿托品，持续两年后再停药 1 年。在第 2 阶段开始时，

3个组的眼轴长度差别不大,然而,到第2阶段结束时,0.01%组的平均眼轴长度变化为[(0.19±0.18)mm]小于0.1%组[(0.24±0.21)mm]和0.5%组[(0.26±0.23)mm],结果显示,该浓度阿托品能有效减缓近视加深的速度,而且停药后的近视反弹现象不明显(图32)。因此,可以得出结论,在为期5年试验期中,与应用高剂量阿托品比较,0.01%的剂量可有效延缓近视进展,且不良反应最少。

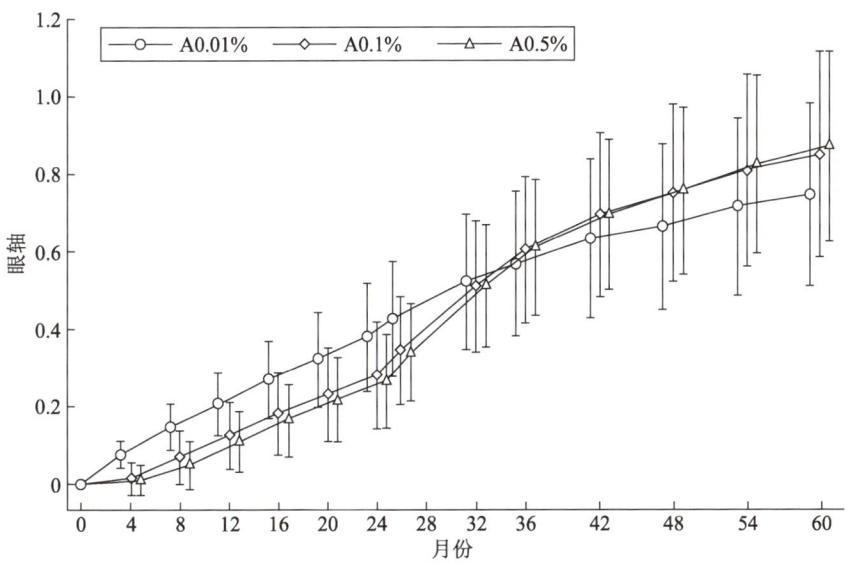

图32 不同治疗组(阿托品浓度0.01%、0.1%、0.5%)的眼轴长度随时间的平均变化

另一项最新的由Yam团队发起的LAMP研究,为了评估不同的低浓度阿托品滴眼剂的近视控制效果及其安全性,选择了0.01%、0.025%和0.05% 3种低浓度阿托品滴眼剂来进行长达

5年的试验，以确定哪种浓度是长期控制近视的最佳浓度。在试验的第1阶段，在使用3种不同浓度阿托品滴眼剂1年的实验中发现0.05%的阿托品滴眼剂治疗效果最好，在1年内控制屈光度进展和眼轴延长最有效，而且3组受试者的耐受性都良好，没有对视力相关的生活质量造成不良影响。出于伦理的考虑，在第2年将安慰剂组转换为0.05%阿托品滴眼剂组。虽然0.01%阿托品滴眼剂在第2年表现出较好的疗效，但在两年的总时间中仍然是0.05%阿托品滴眼剂组近视控制效果最佳。在第3年开始时，每组的儿童以1∶1的比例随机分配到继续治疗和洗脱组。结果表明，与停止使用阿托品相比，继续治疗在所有浓度下均取得了更好的效果。持续3年的治疗期间0.05%阿托品滴眼剂的近视控制效果依旧最强（图33）。

由此可见，较为适宜的近视防控用阿托品滴眼剂是低浓度阿托品滴眼剂（≤0.05%），其中以0.01%阿托品滴眼剂最为常用。其他适宜浓度的有效性、安全性，仍在研究过程中。

（4）影响有效性的其他因素

除了浓度以外，是否还有其他因素会影响阿托品滴眼剂对儿童的近视控制效果也一直是临床医生的关注重点。LAMP的研究结果发现，年龄较小的近视儿童对低浓度阿托品滴眼剂的治疗反应差，他们需要更高的浓度（0.05%）才能实现与接受较低浓度的年长儿童相似的近视控制效果。年龄或许是影响阿托品滴眼剂有效性的一个重要因素。

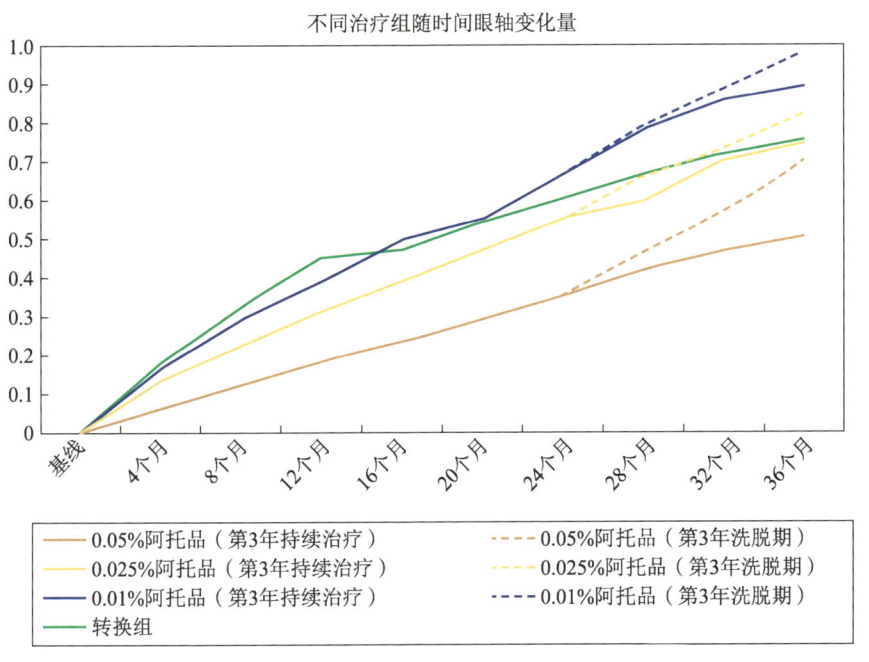

图33 不同治疗组（阿托品浓度0.01%、0.025%和0.05%）、切换组的眼轴长度随时间的平均变化

近年来，越来越多的研究也证明将阿托品滴眼剂与光学防控措施（如角膜塑形镜、离焦框架眼镜等）联合使用有助于提高近视控制效果。2020年，Nozomi团队发表的角膜塑形镜联合0.01%阿托品滴眼剂延缓儿童近视进展的研究发现，在持续2年的治疗内，联合（角膜塑形镜+0.01%阿托品滴眼剂）治疗组和单药（0.01%阿托品滴眼剂）治疗组的眼轴长度分别增加了（0.29±0.20）mm和（0.40±0.23）mm（$P=0.03$）。联合使用角膜塑形镜和0.01%阿托品滴眼剂能更有效地控制近视进展。其他光学控

制措施，如周边离焦框架眼镜，和 0.01% 阿托品滴眼剂的联合应用是否也可更有效控制近视，有待进一步结果明确。

从以上研究资料可以看出，年龄和联合使用光学防控方法是阿托品滴眼剂有效性的重要影响因素。我们期望随着研究的深入，更多的影响因素可以得到证实。届时，临床医生或可以为患者制定个性化的近视控制方案，如不同屈光度、不同年龄的近视儿童是否可使用不同浓度的阿托品滴眼剂？哪些儿童可以单独使用或联合使用光学防控措施（角膜塑形镜、离焦框架眼镜等）？另外，由于阿托品有效性的浓度依赖特性，是否可以提高低浓度阿托品滴眼剂的使用频率，在不增加不良反应的同时增加血药浓度？这些都需要进一步的研究来明确。

（5）长期使用的安全性

近视防控的最终目标是减少高度近视的发生率，减少潜在的致盲性并发症，如脉络膜新生血管、视网膜脱离和青光眼等。具体方法即通过不同的近视防控措施，在眼睛生长最活跃的年龄减缓近视进展，使得最终的近视水平低于自然生长水平。除去常规的光学干预措施，更多公共卫生措施的研发和审批需求迫在眉睫，如将 0.01% 阿托品滴眼剂这样有效、低成本的近视延缓药物发展为一种公共卫生干预措施。

虽然不同浓度的阿托品滴眼剂已被广泛应用于临床。但是由于阿托品作用机制和作用部位的不确切及不良反应的影响，它在儿童中的使用仍然存在争议。阿托品滴眼剂治疗儿童近视的临床价值和剂量也存在一些不确定性。

2013年发表在 *IOVS* 上的一篇文献认为阿托品滴眼剂的用药浓度低于0.02%时，不会引起与瞳孔扩大或调节能力下降相关的症状。而随着用药浓度的增加，不良反应发生率也逐渐增加，程度也逐渐加重，因此不良反应是浓度依赖性的。

大多数文献已经对阿托品滴眼剂的不良反应进行了定性分析，但缺乏对其的定量评估。2017年发表在 *JAMA Ophthalmology* 上的一篇荟萃分析在汇总了以往多篇高质量文献研究的基础上，对不同浓度阿托品滴眼剂的不良反应进行了定量分析。在所有被纳入的研究中，阿托品滴眼剂组的2425名患者总共报告了308起不良反应事件，发生率为12.7%，其中，最常见的是畏光（205/816，25.1%），其次是近视力降低（48/636，7.5%）和过敏（20/679，2.9%）。其他不良反应包括头痛、脉络膜炎、全身反应，以及发生在不到1%的患者身上的不良反应，具体如下。

畏光反应（photophobia）：低浓度阿托品滴眼剂畏光发生率为6.3%，中浓度阿托品滴眼剂为17.8%，高浓度阿托品滴眼剂为43.1%，随着浓度的增加，这种不良反应的发生率增加，畏光发生率与阿托品滴眼剂浓度呈中度相关，亚洲人群畏光发生率为61.5%，白种人为38.4%。

近视力降低（poor near visual acuity）：低浓度阿托品滴眼剂近视力不良发生率为2.3%，中浓度阿托品滴眼剂为11.9%，高浓度阿托品滴眼剂为11.6%。亚洲人群近视力降低发生率为

4.9%，白种人为 10.7%。

过敏反应（allergy）：中浓度阿托品滴眼剂过敏发生率为 2.9%，高浓度阿托品滴眼剂过敏发生率为 3.9%。亚洲人群过敏发生率为 3.0%，白种人为 3.7%。

其他不良反应（other adverse effects）：即脉络膜和全身反应的发生率，在低浓度阿托品滴眼剂为 4.8%，中浓度阿托品滴眼剂为 11%，高浓度阿托品滴眼剂约为 11.2%。其他不良事件的发生率亚洲人群为 3.3%，白种人为 12.2%。有文献发现由于种族和虹膜颜色等因素对睫状肌麻痹效果的影响，所以阿托品滴眼剂在白种人轻度色素沉着的眼睛中的不良反应可能会更严重。

阿托品滴眼剂停药后的反弹现象也一直是关注的重点，在ATOM 研究中的所有参与者在接受阿托品滴眼剂治疗 2 年后，停止使用阿托品滴眼剂 1 年并进行观察，发现 0.01% 组的 24%、0.1% 组的 59% 和 0.5% 组的 68% 的受试者近视进展超过 0.5 D。与眼轴的增长情况相比，这种反弹现象在睫状肌麻痹后的屈光度的变化上表现得更为显著，长期规律使用阿托品滴眼剂可以有效控制近视增长，但停药后会有不同程度的反弹现象。

上述的药物不良反应及反弹效应在阿托品滴眼剂的临床应用中必须加以考虑，如何避免和减少影响是关键，在保证有效性的前提下，也应注意到不同浓度带来的不良反应的影响。

（6）合理使用阿托品进行近视防控

阿托品使用历史悠久，是一种"旧药"，但对于长期用于控制近视进展而言，使用的方式和浓度都有所变化，因此又是一种"新药"。临床上，高浓度阿托品滴眼剂控制近视进展的效果较强，但同时也会产生畏光、视近模糊、停药反弹等较强的不良反应；而低浓度阿托品滴眼剂安全性较高，但延缓近视进展的作用较弱，如何合理应用，建立起一个临床使用规范，将阿托品滴眼剂的药物效应最大化，已成为一个重要的研究方向。Wu 等人于 2018 年发表的一篇关于阿托品滴眼剂治疗策略的相关研究或能为我们带来一些启示。他根据睫状肌麻痹下验光获得等效球镜度（SER）分为远视、近视和近视前状态。远视的定义为 $SER > +0.50\ D$，近视的定义为 $SER \leq -0.50\ D$，近视前状态的定义为 $SER \leq +0.50\ D$ 且 $> -0.50\ D$。

对远视儿童，建议进行良好的眼健康教育，建议每半年或 1 年定期进行验光检查，以监测近视屈光变化的速度，直至青春期结束。

对近视前状态儿童，建议根据孩子的年龄和父母的近视病史，每 3~6 个月监测儿童近视度数和眼轴变化。

对于近视儿童，可以在屈光矫正基础上，提供阿托品滴眼剂治疗以减缓近视进展。治疗前需记录患者的基线信息，例如，年龄、近视发生年龄、父母屈光状态等病史信息；远近裸眼与最佳矫正视力、屈光度、眼轴长度、眼压、瞳孔直径、眼底检查等信息。

在使用阿托品滴眼剂之前应充分考虑儿童的年龄（4岁至青春期）、近视进展速度、近视家族史，有无使用禁忌证（莨菪碱成分过敏、青光眼或有青光眼倾向、颅脑外伤、心脏病等），并与患者及家长进行充分的沟通，包括治疗目的、使用流程、可能的不良反应、有效标准及比例等，以及阿托品滴眼液的使用需要配合屈光矫正状态使用，即儿童需要配戴矫正眼镜。建议以最低浓度（如0.01%阿托品滴眼剂）开始治疗，因为这与更少的眼部不良反应有关。给药频率为双眼每天睡前一次。

在使用过程中应定期检查，随访屈光状态及眼轴长度的进展状态，和家长保持沟通用药有效性。对于应答良好（近视增长量不超过0.25 D/年）的儿童青少年，可考虑继续使用；对于应答不良（近视增长量达到或超过0.75 D/年，或眼轴增长量达到或超过0.4 mm/年），建议改善生活习惯（如增加户外活动时间），也可考虑增加浓度或联合其他近视防控手段。随访过程中还应关注是否存在近视力降低、畏光、过敏、眼压升高等不良反应，如有需要可考虑配合调节训练、防紫外线太阳眼镜等缓解症状，如存在不能耐受的不良反应需要立即停用。

关于使用周期，虽然大多数研究报告了1~2年的积极治疗期，但最佳治疗期尚不清楚。一种策略是建议初始治疗2年，然后停止治疗并观察1年时间（停药标准：2年后，近视进展<0.25 D/年，缓慢减量至停用），停用期间每3个月随访监测，如进展性近视，可以考虑继续重新开始应用低浓度阿托品滴眼剂。另一种策略是，

采用低浓度阿托品滴眼剂持续治疗至青少年晚期（15~18岁），因为已知近视进展在青少年后期会减慢。

鉴于低浓度阿托品滴眼剂几十年近视防控的研究证据和我国多省获批院内制剂，中华医学会眼科学分会眼视光学组等多个学术团体，联合近百名眼科专家通过系列研究，于2022年6月发布《低浓度阿托品滴眼液在儿童青少年近视防控中的应用专家共识（2022）》（中华医学会眼科学分会眼视光学组，中国医师协会眼科医师分会眼视光专业委员会），来促进临床应用科学规范，并进一步鼓励临床研究，完善低浓度阿托品滴眼剂的不明确问题（图34）。

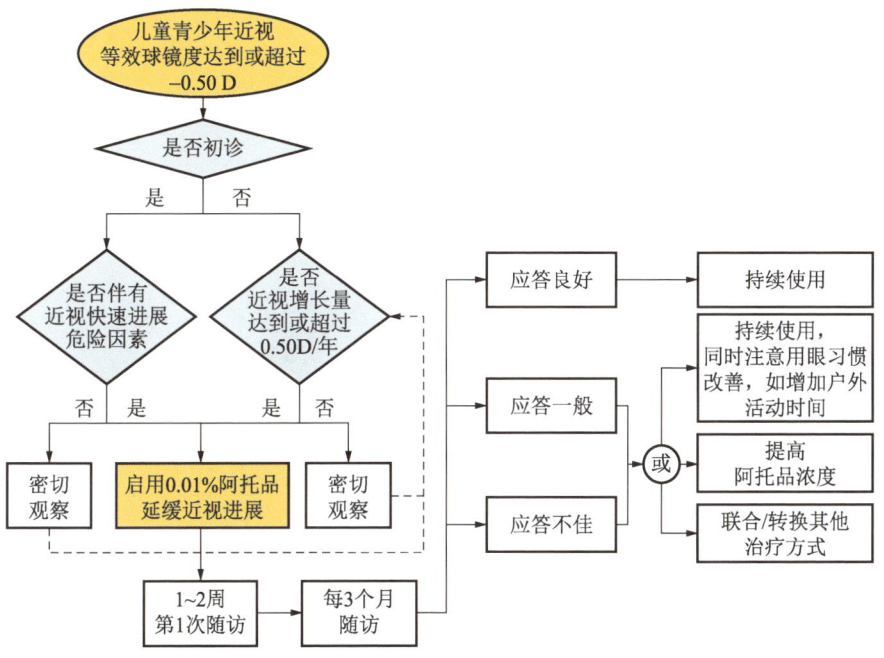

图34 阿托品滴眼剂用于近视控制的临床实施策略

注：来源于《低浓度阿托品滴眼液在儿童青少年近视防控中的应用专家共识（2022）》。

19. 临床上控制近视进展的有效方法之四：框架眼镜

对于屈光不正者而言，选择验配框架眼镜者约占全部近视管理手段的 80% 以上。从依从性和安全性的角度来看，框架眼镜适合儿童青少年，它的选择多样、方便更换，还具备一些时尚元素，且不直接接触眼睛，大大降低了感染的风险。框架眼镜矫正近视的原理如图 35 所示，通过凹透镜发散入眼光线，使得入眼光线能汇聚在眼睛的视网膜平面，达到清晰视觉成像的效果。从图中可以看出，眼镜是通过对成像光路的改变，而实现了成像清晰的目标。

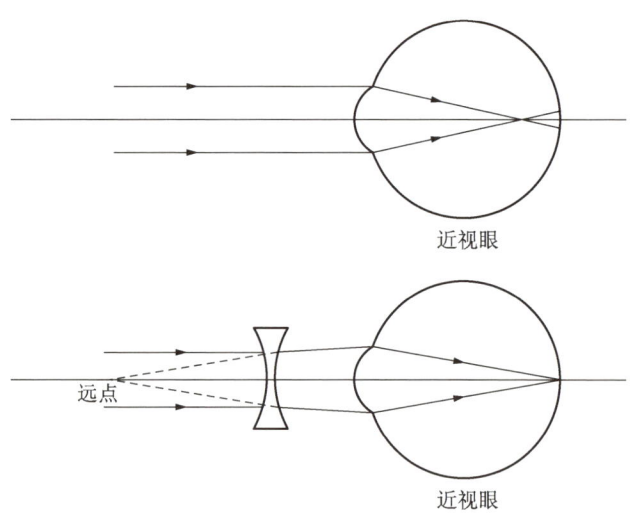

图 35 框架眼镜矫正近视的原理

随着科技的进步，光学材料和光学镜片设计及其加工技术得到了革命性创新，框架眼镜的镜片科学设计很有优势，目前光学镜片设计的分类简单看有：单光（single vision，SV）镜片、双焦和多焦点镜片（progress addition spectacles，PAL）、周边离焦等特殊设计的镜片，随着基础研究和临床研究的深入，光学成像与近视发生发展的关系得到不断探索，基于这些研究，可以通过探究框架眼镜镜片的设计来探索其实际临床效果。

（1）有关单光镜片与近视防控的研究进展

单光眼镜是目前临床上治疗近视的主要手段，其主要目标是提高远视力，但不能解决眼轴伸长和近视进展的根本问题。临床研究发现近视患者在使用单光眼镜完全矫正屈光不正后，其中央视网膜表现为没有度数的正视状态，而周边视网膜则表现为相对远视。之前的动物研究结果表明，中央视网膜的视觉信号输入对于眼的正视化过程不是必需的，周边视网膜的视觉信息反馈可直接参与调控眼生长和屈光发育，且当中央与周边视网膜视觉信号相冲突时，周边视网膜视觉信号可以主导眼生长和屈光发育。而远视离焦会诱导眼轴伸长和近视进展，因此有一段时期学术界认为通过欠矫实现周边视网膜近视离焦从而达到减缓近视进展的目的或许是可行的。但之后的临床研究发现，尽管完全矫正不会减缓近视，但矫正不足会使近视进展加快。黄锦海等发表的一篇荟萃分析的结果也表明，在使用单光框架眼镜矫正近视的儿童中，近视矫正不足儿童的年近视进展比近视完全矫正的儿童快0.11 D。

所以，在常规的临床工作中，当发现儿童青少年已经处于诊断明确的近视状态，根据以往的统计数据分析和指导，一般的建议是先验配框架眼镜，使孩子的眼睛处于矫正状态比不矫正更有利于延缓近视进展。如果家长和患者选择配戴单光眼镜，在医学验光的前提下，建议采用足矫的方案。目前的单光眼镜在市场中最普遍，在价格、款式、方式等方面都有更多选择，是很多家长和孩子的首选。

（2）近阅读附加设计的眼镜片在近视防控中的作用原理

近阅读附加镜（addition，ADD）是在镜片上附加满足近距离阅读需求的度数（图36）。双焦点镜片是一种近附加设计的镜片，在镜片上方视远区和下方视近区之间有一条明显的分界线，三焦点同理，而渐进多焦点镜片（progressive addition lenses，PAL）的主要特点是在镜片上方固定的视远区和镜片下方固定的视近区之

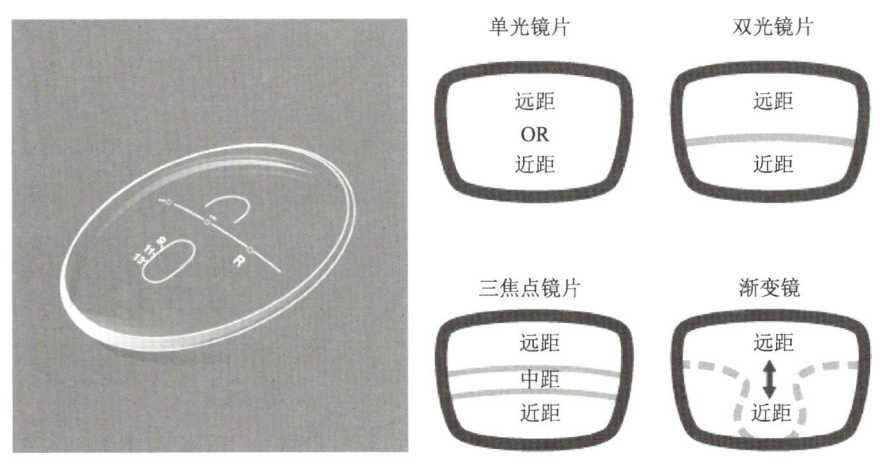

图36　具有 ADD 设计的镜片

间有一段屈光度连续变化的过渡区域,被称为渐变区,渐变区实现了在镜片的上方远用区域到下方近用区域的连续变焦过程。

近视眼的调节理论认为,儿童青少年的近视进展与近距离工作时眼调节紧张有关,近距离阅读时眼处于调节滞后状态。从这个意义上理解,配戴双焦和渐变镜片可以控制近视的可能原理是它能减少调节和(或)减少近距离工作时的调节滞后,从而减少触发眼轴增长的可能性。还有一种假设认为,视网膜模糊像是近视发生发展的重要因素。近视青少年儿童配戴视远单光镜片时,中距离和近距离模糊可能是导致近视进展的一个重要因素。

传统的双焦眼镜控制近视的理论是它减少或消除了长时间近距离工作时的调节滞后,因为调节滞后是远视性离焦的潜在来源。另一种推论认为,配戴双焦镜片可以减少调节,与之相关的睫状肌张力降低会相应地减少巩膜的压力。此外,双焦镜片和多焦镜片设计均会使周边视网膜,至少是上方视网膜产生一定的近视性离焦量。

渐进多焦点镜片与双焦点镜片相比,其优点是连续清晰的视觉,且镜片的外观与普通镜片相似,使受试者的依从性增加。渐进多焦点镜片的另一个临床应用是可解决某些双眼视觉功能异常的问题。因此,近年来,渐进多焦点镜片从单纯用于矫正老视到被逐渐应用到了控制青少年近视进展和矫正双眼视觉功能异常的领域,这些患者多为儿童青少年和年轻成人,对镜片的外观、光学性能、舒适度有很高的要求，而渐变镜能较好地解决这些问题。调节不足和集合过度是临床上较常见的双眼视觉异常，调节不足的主要原因是调节幅度小于正常范围，表现为近距离阅读或工作时视力模糊、眼睛酸痛、头痛。渐变镜的 ADD 设计可以满足近距离工作的调节需求。集合过度患者近距离工作时集合和调节过大，AC/A 偏高，渐变镜的 ADD 设计可以有效地放松调节，使集合幅度保持在正常范围内。

关于双焦和渐变镜片能否有效控制青少年近视进展的研究已经开展不少，各种研究结果所呈现的近视控制效果之间差异很大。早期有研究表明，双焦镜片对近视控制没有效果，而近几年也有相应的研究表明它能在一定程度上减缓近视进展。研究发现，双焦镜片比单焦镜片更能减缓近视进展，每年近视进展减少约 0.50 D；对高度调节滞后的群体，双焦镜片与棱镜结合双焦镜片控制效果相近；对轻度调节滞后的群体，棱镜结合双焦镜片比双焦镜片更有效。其中一个较有影响力的研究始于 1998 年，由美国国家眼科研究院（national eye institute，NEI）牵头，联合 4 家视光学院（新英格兰视光学院、费城大学视光学院、伯明翰视光学院和休斯敦大学视光学院）共同实施的 COMET（correction of myopia evaluation trial）研究，共完成 462 例 6～11 岁学龄儿童的 3 年随访，发现渐进镜可有效地延缓近视进展，但两组间差异仅为 0.20 D，临床意义并不显著，且这种差异主要发生在第 1 年。

另外，在中国香港、上海、北京、温州、新加坡等地也开展了多中心的渐变镜延缓近视进展的研究。多数研究发现，PAL对近视进展没有控制作用。尽管一些研究发现，PAL对近视进展有一定的抑制作用，但与单光框架眼镜组相比无显著差异，或即使有统计学意义上的差异但并不具备临床意义（0.27 D）。中国的一项研究发现在父母无中高度近视的中国儿童中，配戴渐变镜的近视儿童2年的近视进展比配戴单光眼镜的少0.26 D，尤其对于女孩或有内隐斜的儿童，渐变镜可在一定程度上延缓近视进展。另有研究发现，近距离检查内隐斜可以通过集合和调节之间的交叉偶联而减少双眼视下的调节滞后，ADD可以减少调节滞后，还可以减轻内隐斜量和负性融合性集合，加强调节和集合之间的平衡，对于调节滞后较大及存在内隐斜的儿童，使用+2.00 D近附加的PAL可观察到更佳的控制效果（0.28 D），但同样不具有临床意义。美国、中国内地、中国香港和日本等地区进行的近视控制研究（与单光镜片相比，PAL使用+1.50 D或+2.00 D的近附加）发现，虽然PAL可以显著降低近视的进展，但与单光镜片的差异<0.25 D，不具有临床意义。2年临床观察中，SV、PAL近附加+1.50 D和PAL近附加+2.00 D 3组近视进展分别为-1.23 D、-0.76 D、-0.66 D。这表明PAL能延缓近视进展，且ADD+2.00 D比ADD+1.50 D更有效。

综上所述，基于现有的临床研究数据，ADD设计的眼镜片只对某些特殊的群体（如存在特定调节问题的儿童青少年）有部分控制近视进展的作用，所以，在临床中也没有得到大力的推广应用。

（3）周边离焦设计镜片与近视防控的研究

我们来了解一下"周边离焦"，用图37来示意，正常情况下，当眼处于静止（调节放松）状态下，5 m远的物体发出的平行光线进入眼内，通过眼的屈光系统聚焦于视网膜上，而焦点落在视网膜前者称为近视离焦，落在视网膜后者称为远视离焦。

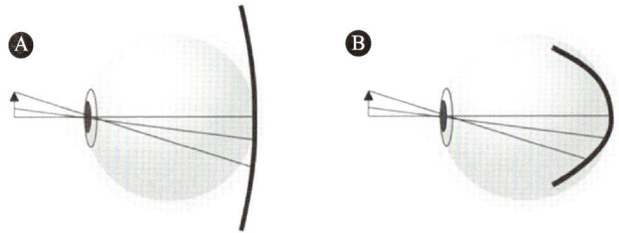

图37　近视离焦（A）和远视离焦（B）模式

科学家对"周边离焦"概念的提出和最近几年不断深入的探索：在早期的动物实验中，研究人员通过干扰动物的正常视觉，观察动物眼球形成屈光不正的过程。这些研究发现在给予动物眼不同种类的离焦刺激后，会对动物眼睛的生长起到截然相反的诱导作用。远视离焦（即成像在视网膜之后）会诱导动物眼球往视网膜后方的位置生长，眼轴增长，眼球的屈光状态向近视发展；近视离焦（即成像在视网膜之前）则诱导动物眼球往视网膜前方的位置生长，眼轴变短，眼球的屈光状态向远视发展。研究还发现相比中央视网膜视觉信号，周边视网膜视觉信号在调控眼生长和屈光发育上发挥更大的作用。基于上述动物研究的结果，人们推测，"周边离焦"信号可能在眼生长和屈光发育中起着重要的反馈引导或诱导作用。

以美国休斯敦大学视光学院 Earl Smith 教授为代表的各路科学研究团队在动物模型上进行了深入探索，获得不少发现。大致可以总结为以下几点：①人的眼球是椭球形的，普通的单焦点镜片只有一个光度，通过镜片看到的物体可以清晰地成像在视网膜上，但通过镜片的周边看到的物体却成像在视网膜的后面，称为周边远视性离焦。②由于人眼有"看清物体"的自制机制，为了消除周边远视性离焦而导致眼球向后拉长，以达到周边成像在视网膜上，结果导致近视加深。③如果可以通过镜片使周边成像在视网膜上或在视网膜前，称为聚焦或周边近视性离焦，就切断了眼球拉长的原动力，达到抑制近视加深的目的。

基于以上的基础研究和理论体系，科学家和光学工程师均从不同角度提出了如何实现近视防控的研究设计方向，即通过光学镜片的"周边离焦"设计来实现抑制近视发生及发展的目标。图 38 演示了通过周边近视性离焦设计，达到近视防控目标的机制。

Kanda H 团队在 2018 年启动了为期 2 年的临床随访研究。研究针对 207 名 6~12 岁近视儿童，采用周边近视性离焦设计镜片。

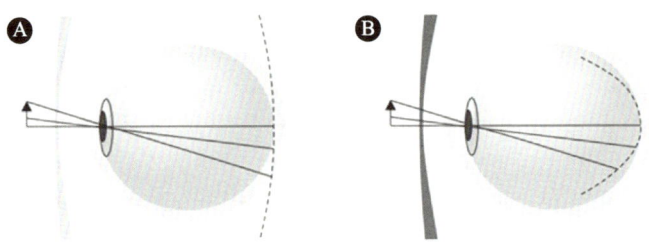

A：镜片矫正的近视眼睛在中心将物像投射在视网膜上；B：周边部位投射在视网膜前方（或视网膜上）。

图38　周边近视性离焦设计镜片

经过2年的临床观察，周边离焦镜片组（1.43 D）与对照组（1.39 D）没有明显区别。同样的，在2020年发表的一篇文章中，香港理工大学科研团队通过对近视离焦理论更深入的研究发现，在视网膜上成清晰像的同时，在人眼内形成近视性离焦，可以有效地控制近视度数的增长。据此，他们研发了"多区正向光学离焦"（defocus incorporated multiple segments，DIMS）镜片，DIMS镜片（图39）设计从概念上讲，是在视网膜前面形成一个近视离焦，产生促使眼轴变短的刺激信号。该研究团队经过2年的临床观察，发现与配戴普通单焦点镜片的试验对象相比，DIMS镜片控制近视

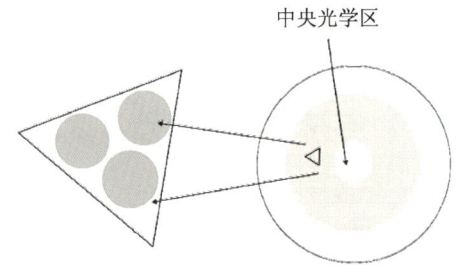

图39　DIMS镜片设计结构

度数增长的效果达59%，控制眼轴伸长的效果达60%。

温州医科大学附属眼视光医院的一项2年随机对照试验发现，配戴高度非球面微透镜（HAL，图40）设计的框架眼镜，近视屈光度进展延缓55%，眼轴增长延缓51%（每天配戴时间12 h以上，近视屈光度进展延缓67%，眼轴增长延缓60%），并证实了近视控制效果和微透镜非球面度之间正相关，与轻度非球面微透镜（SAL）组相比，HAL组近视屈光度进展延缓37%，眼轴增长延缓33%。

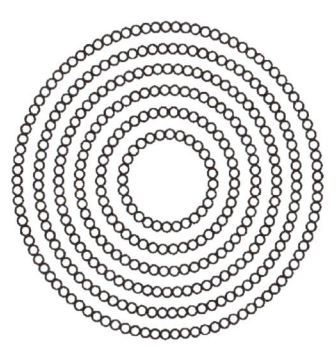

图40　HAL镜片设计结构

同样来自温州医科大学附属眼视光医院的另一个研究团队受到角膜塑形镜对近视控制效果的启发，研发出蔡司小乐圆C. A. R. E.专利技术（图41）。18个月临床试验结果显示，与单光框架眼镜相比，同心环带微柱镜结构的框架眼镜减缓了眼轴的伸长（绝对控制效果0.14 mm，控制率27.5%），减慢了近视屈光度的增长（绝对控制效果−0.31 D，控制率31.6%）。同时，通过对比3个半年的数据，随着时间的延长，同心环带微柱镜结构的框架眼镜对近视发展的绝对控制效果整体有增强的趋势（眼轴：0～6个月0.03 mm，6～12个月0.09 mm，12～18个月0.04 mm；屈光度：0～6个月 -0.09 D，6～12个月 -0.05 D，12～18个月 -0.15 D），其中1个半年的眼轴控制率达到了41.7%，屈光度最高控制率达到了54.8%。

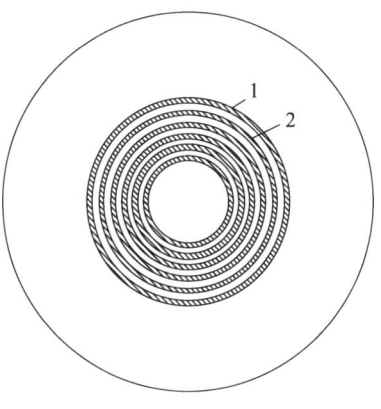

图41　C.A.R.E.镜片设计结构

以上关于周边离焦设计的框架眼镜控制近视进展的临床研究结果表明，使用周边近视离焦设计的框架眼镜代替传统的单光框架眼镜进行近视矫正将是减缓近视进展的方法，更多的镜片设计和更充分科学的临床研究将推动框架眼镜在近视防控领域里发挥更大的作用。

近视发生和进展预测分析

20. 预测近视和高度近视的几个基本参数

基线等效球镜度（spherical equivalent，SE）现已被广泛使用于近视预测研究，最早可以追溯到 1999 年，Zadnik 等根据 Orinda 近视纵向研究（OLSM）中的 554 名非近视儿童数据预测了青少年近视情况。他们发现，对近视发病最佳的单一预测因子是基线等效球镜度。平均球镜度 ROC 曲线下面积（AUC）值为 0.880，灵敏度为 86.7%，特异度为 73.3%。在 Logistic 模型中，加入角膜屈光度、Gullstrand 晶状体屈光度和眼轴长度因素可以进一步提升模型效果（AUC=0.893）。2015 年，Zadnik 在种族和屈光不正的协同纵向评估（collaborative longitudinal evaluation of ethnicity and refractive error，CLEERE）研究的基础上，建立了更全面的近视发病预测模型，评估了来自 4512 名不同种族、非近视学龄儿童的 13 个危险因素。结果显示 8 个因素与近视相关，包括基线等效球镜度、双亲近视、眼轴长度、角膜屈光度、晶状体屈光度、调节性集合与调节的比值（AC/A）、水平/垂直散光程度和视敏度（VA）。根据这8个因素的不同组合构建多个预测模型，并采用向后逐步选择和10折交叉验证进行模型比较。这些模型预测近视发病的受试者工作特征曲线AUC为0.87~0.93。当预测因子的数量从8个减少到仅取等效球镜度这一单因素时，AUC仅下降了0.01或0.02，表明等效球镜度是最好的单一预测因素，预测效果与合并8个因素的效果近似，AUC范围为0.87~0.93（95% CI：0.79~0.99）。2022年北京同仁医院王宁利教授团队在 $IOVS$ 发表了《安阳儿童眼病研究学龄儿童近视和高度近视的5年随访年发病率和进展率》的研究结果也发现最强的单一预测因子为基线等效球镜度（图42）。此外，该研究还明确儿童远视储备与近视发病率的关系，提出应重点监测学龄前儿童的远视储备，从而预防学龄期近视和高度近视的高发（图43）。

儿童近视发病年龄是预测近视发展为高度近视风险的重要决定因子。新加坡研究团队2016年发表的新加坡近视风险因素前瞻队列关于928名7~9岁儿童随访到11岁的屈光研究表明，近视发病年龄会影响儿童近视的年度增长轨迹（图44），近视发病年龄是儿童进展成高度近视最强的预测因子，曲线下面积可以达到0.85；而加入其他因素包括性别、种族、学校、每周读书情况和父母近视情况，曲线下面积只提高了0.02。

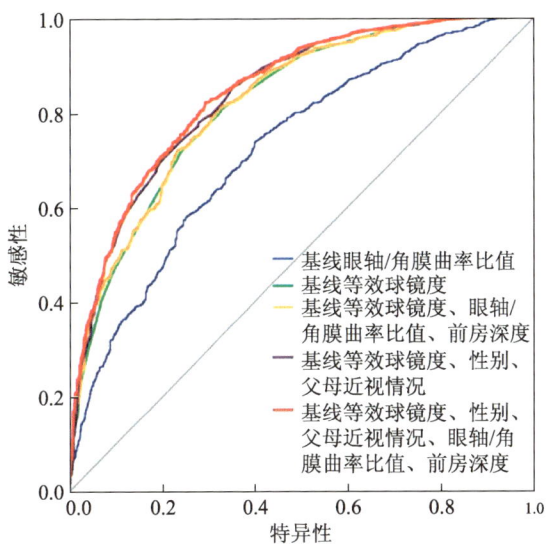

最强的单一预测因子为基线等效球镜度（包括远视），曲线下面积为 0.82（95% *CI*：0.80～0.84）；结合基线等效球镜度、性别和父母近视的模型的曲线下面积最大为 0.84（95% *CI*：0.82～0.85），相对单一基线等效球镜度的效果提升 0.02。

图 42　不同预测因子组合预测 5 年近视累积发病率的特征曲线

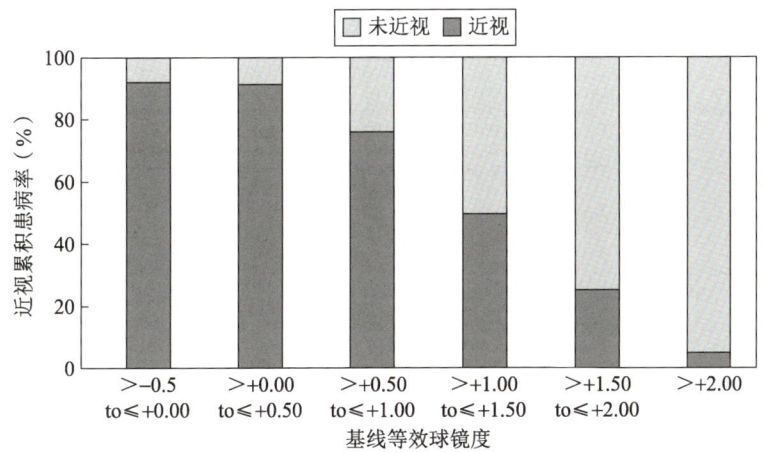

基线等效球镜度 > +2.00 D 的儿童中，5 年近视累积发病率最低（4.4%），而基线等效球镜度为 0.00～-0.50 D 的儿童中，5 年近视累积发病率增加到 92.0%。

图 43　相对小学 1 年级（基线）远视储备的 5 年近视累积发病率

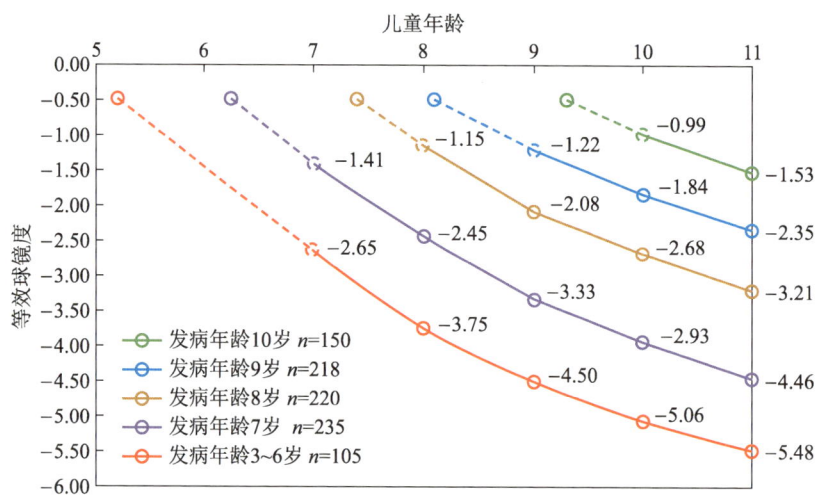

n 为人数，D 为等效球镜单位。

图 44　近视儿童等效球镜的年度变化轨迹按近视发生年龄出现分层

21. 研究大数据及人工智能有助于研发预测模型

高度近视预测模型的开发依赖于大量视光学数据的采集，这些数据在分析高度近视风险因素及预测近视发生等方面具有重要作用。基于数据驱动的高度近视风险评估及预测模型开发需要采集的数据包括基础验光数据、眼部生物测量数据、生活方式数据及遗传数据。整合多模态数据并加以人工智能算法将会成为近视防控的新型有力工具。鉴于此，笔者团队设计实施了一项温州地区百万中小学生近视健康调查队列研究。该队列自 2019 年 5 月开始对平均年龄 12 岁的温州地区青少年进行视光学检查，基线时一共纳入了 1 060 925 个个体，并计划在随后的 9 年内进行多次随访。通过队列分析发现，温州地区中小学生的整体近视发生率为

55.83%，并且城市地区（58.64%）显著高于农村地区（50.30%）。此外，研究还发现随着受教育程度（年级）的增长，近视发生率（尤其是高度近视发生率）呈快速上升趋势。以上数据为研究青少年近视发生发展的规律提供了重要依据。

校园普查积累了大量屈光和生活方式数据，包括近距离工作时间、户外活动时间等近视的风险因素数据。笔者团队在整合浙江省温州市和杭州市多中心收集的110万中小学生近视普查和大数据分析发现：①学习压力（教育因素），而非年龄，是青少年近视发生发展的重要因素。教育对屈光的影响可分为两个阶段：第1阶段，1~6年级是近视的敏感期；第2阶段，7~12年级是高度近视的敏感期。②构建新冠隔离模型并发现，新冠疫情前后6个月的行为习惯改变，包括网上学习增加、户外活动减少，显著加速了学生近视的发生发展和高度近视形成，可恢复的适应性痉挛和永久性结构改变是促成新冠疫情隔离期学生近视进展加速的主要原因。

随着电子病历的广泛应用及临床检查的普及，医院积累了大量的真实医疗数据。中山大学中山眼科中心的林浩添团队使用8个眼科中心129 242人的电子医疗记录中的屈光数据预测了中国学龄儿童的近视进展情况。用年龄、SE和年进展率建立机器学习算法来预测未来10年SE和高度近视（SE ≤ -6 D）的发病情况。他们的算法在内部验证和外部验证数据集中准确地预测了高度近视，分别为：中山眼科中心数据的内部验证（AUC：3年为0.903~

0.986，5年为0.875~0.901，8年为0.852~0.888）；其余7个中心数据的外部验证（AUC：3年为0.874~0.976，5年为0.847~0.921，8年为0.802~0.886）（图45）。

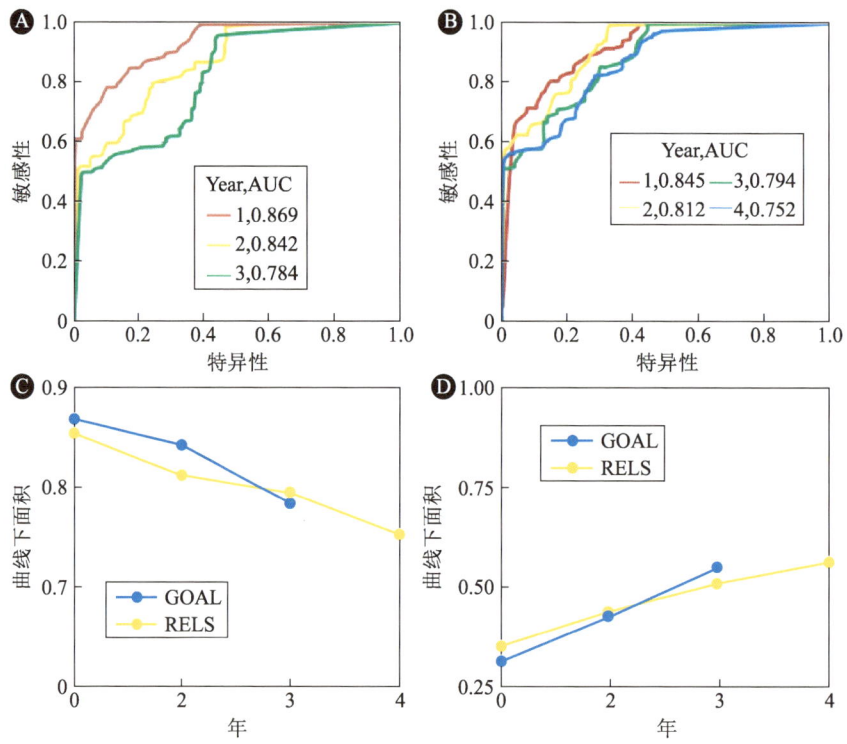

A、B：算法在广州户外活动纵向试验队列（GOAL）（3年AUC为0.784~0.869）和屈光不正纵向研究队列（RELS）（4年AUC为0.752~0.845）中呈现稳定的高度近视预测效果；C：在4个时间点上（57.1%，4/7）算法表现出色（AUC>0.8），3个时间点（42.9%，3/7）表现良好（0.7<AUC≤0.8）；D：在所有时间点（4年的MAE为0.314~0.562），均获得了符合临床预期的屈光度预测。

图45 算法在两个独立队列中的性能

这些研究表明，大数据展示了真实世界青少年近视眼发生、进展与稳定规律。在近视预测中使用大型综合数据集，建立人工智能预测系统,可以实现对近视进展趋势进行个体化预测,为青少年近视有效干预和精准防控提供了重要的决策依据。

22. 人群遗传基因组数据可以预测近视发生和进展

后天发病的近视是遗传和环境共同作用的结果,遗传风险对近视,尤其是高度近视的发生起到重要作用。遗传学及基因组学研究在很大程度上提高了我们对近视和视力受损的分子机制的理解,陈浩教授和苏建忠教授团队通过分析近视和其他5种致盲性眼病的遗传结构,鉴定出一系列近视与复杂眼病之间共享的遗传多态性位点,揭示了近视与眼病之间的共有遗传病因学因素。

与单基因遗传性近视不同,对于后天发病的多基因–环境共同作用导致的近视,单个或数个基因变异不足以揭示个体发生近视的风险,为了能够准确评估个体发生近视或高度近视风险的高低,研究者尝试采用GWAS和多基因风险评分(polygenic risk score,PRS)构建风险预测模型,对高度近视的遗传风险进行评估。例如,一项结合了英国生物库(UK Biobank)和成人健康与衰老遗传流行病学研究(Genetic Epidemiology Research on Adult Health and Aging)的数据的荟萃研究,纳入了542 934名欧洲患者,利用GWAS分析找到的890个与屈光不正显著相关的遗传位点构建近视预测模型,结合年龄和性别因素,在定义的3类近视人群中(≤ -0.75 D、≤ -3.00 D和≤ -5 D)的预测的AUC值分别为 0.67、0.74 和 0.75（图 46）。另一项研究中，Ghorbani 等对包括 711 984 例患者在内的 3 个 GWAS 进行了 Meta 分析，对 Avon 亲子纵向研究（ALSPAC）母亲队列中 1516 名 24～51 岁的成年人 GWAS 屈光不正数据进行了多基因风险评分（PRS），3 类近视人群预测的 AUC 值分别为 0.67、0.75 和 0.73。发现 PRS 评分在前 10% 的儿童患高度近视的风险是其余 90% 儿童的 6 倍。

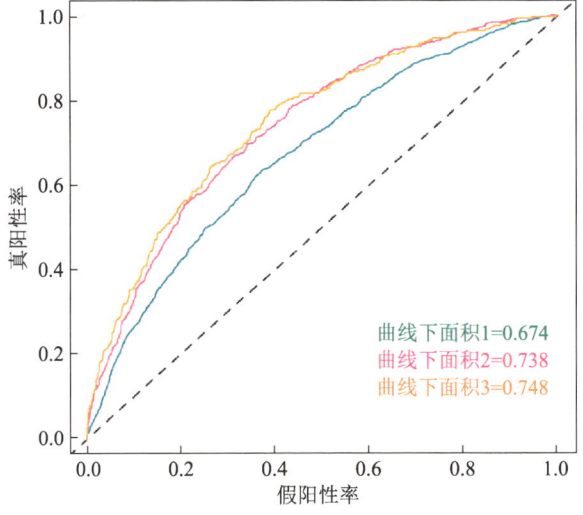

图 46　近视预测的受试者工作特征曲线

使用来自荟萃分析中确定的 890 个 SNP 标记的信息，3 种不同的颜色代表每种不同近视定义的 3 种不同曲线：绿色，近视（＜-0.75 D）；紫色，中度以上近视（＜-3.00 D）；棕色，高度近视（＜-5.00 D）。

另外，多个研究证实 PRS 可以预测不同种族近视，尤其是高度近视发生的风险，但由于存在种族遗传特征差异，需要构建基于特定人群的 PRS 模型。笔者和吕帆教授团队在浙江省百万中小学生近视普查的基础上，对其中万名高度近视儿童进行全外显子组测序，首次构建了全世界最大的高度近视遗传队列。鉴定出一批以 *FKBP5* 基因为代表的中国人群特有的高度近视遗传易感位点，为准确评估中国人群高度近视遗传发生风险奠定坚实基础。随着大量的遗传学研究发现更多、影响更强的易感基因，基于遗传数据的近视预测效果将达到进一步提升。同时也给近视易感人群的预测和早期筛查提供了新的可能。

近视防控知识的科学普及与宣传

23. 近视防控科普有其"普识性"和"专攻性"

在我国,近视患病人数较多,每个年龄段都有较大比例的近视者,儿童青少年的近视呈现变化趋势,需要来自家人和社会的关心关注、参与监督防控措施落实等,因此,应该让所有的人都了解近视防控,近视的科学普及工作非常有意义。

(1)近视防控的科学普及要做到"普识性"

近视的学习普及首先要有普识性,即让近视的科学知识表达,所有的人都能听得懂,人人都能参与其中,应该达到以下几个特点。

概念或定义要简单、直接,如近视的定义,不能用光学成像原理来表示,而是表达成最直接的症状:眼睛能看清近物,却看不清远物,可以用漫画、视频等形象描绘出近视眼睛的变化。

对于近视产生的症状,我们可以这样描述:当孩子在看黑板或电视时不清楚,常常出现眯眼;玩手机、平板等电子产品时,与眼睛距离越来越近,那么孩子就有可能近视了。

在宣传时应注意词语的使用,如宣传户外活动和学习姿势是最重要的近视预防措施时,可以使用"最有效、最经济"等词语,简单直白。在宣传近视的治疗时,应注重介绍近视目前还没有根治的办法,戴镜、屈光手术等都是矫正手段。预防近视,减缓近视发展才是最重要的。同时,也要注意宣传的科学性和严谨性。

(2)近视科学普及的"专攻性"

人们有时候有些误解,认为近视防控工作是医学工作者的事情,普通百姓只要发现了近视及时送专业机构诊疗和矫正,并听从医生的意见就可以。其实不然,近视防控是需要全民参与的工作,而且是长期的,一以贯之的一项社会工程,每个人都是其中重要的组成部分。其中比较重要的人群有以下几种。

1)教育系统的工作者

这里包括教育系统的决策者、中小学校长及广大教师等。在《实施方案》中,明确表达了青少年近视防控中教医协同的重要性。由于近视防控的主体人群大部分是中小学生,而学习是直接影响近视的重要因素,所以学校和教育主管部门扮演着承上启下的角色,贯穿整个防控工作之中。因此,这支重要的队伍,不仅需要了解近视是什么,还要了解近视如何有效防控。针对教育系统工作者的科普,要让他们做到①会懂:能够知道眼部的基本生理，近视的定义和原因，了解近视形成的学校因素；②会看：看懂近视的检测数据，及时发现学生近视情况；③会用：能够正确使用视力表测量视力及自动验光仪测量屈光度数，协助近视普查工作推进；④会说：能够向学生科普和指导科学用眼习惯及正确近视矫治方法。

2）中小学生家长

父母、祖父母和家庭中主要的监护人，他们承担了家庭教育的责任，应该更多了解近视的家庭因素，并重视近视的危害性。因此，针对家长的科普，也要让他们做到①会懂：知道孩子近视时会出现的症状，了解近视形成的家庭因素，清楚近视的正确矫正方法；②会看：看懂近视的检测数据，及时发现孩子近视情况；③会用：能够基本正确使用视力表，关注孩子的视力变化；④会监督：能够培养监督孩子形成正确的用眼习惯和生活习惯。

3）大众媒体

作为当前信息化社会的重要宣传途径，近视防控的普及离不开大众媒体的支持。但是只有科学正确的宣传，才能有效推进近视防控工作。因此，媒体需要增进鉴别真伪知识和概念的能力。

近视防控科普具有"专攻性"的特点，具体体现在以下几个方面。

①近视防控科普需要对眼睛的基本知识进行科普，让大众了解到眼睛的基本结构及各部分的功能。

②需要全民意识到眼睛健康的重要性，通过科普宣传让公众

了解眼睛和视觉对人的生命和生活的重要意义，提高保护眼睛的意识；认识近视的不可逆和在青少年阶段的持续发展状态，如果不注意用眼近视度数会不断加深，还可能发展为高度近视，引起眼底结构的改变，造成视力下降甚至致盲的严重危害。让每个人都能读懂一些有关近视的发生发展的关键参数；明白近视度数和视力是什么，能简单判读验光的结果，知道屈光度和眼轴长度是近视进展监测的重要指标。

③教师、学校和家长需要参与到儿童近视防控中，需要略有深度的了解近视相关知识。对于学校和教师而言，需要了解学业减负、户外活动、校园健康环境建设对儿童青少年近视形成的影响，以及基本的学生近视情况发现和近视矫正的初步知识，并向学生科普用眼、护眼的基本方法，指导学生采取正确的学习姿态，保持良好的用眼习惯。对于家长而言，需要了解合理的学习安排、户外活动、饮食和睡眠习惯、家庭照明设施等对孩子近视形成的影响，以及近视对视觉的危害，及时发现孩子的视力问题、选择适当医疗机构进行视力检测和矫正，并指导孩子养成正确的用眼习惯。

24. 近视防控的科普形式上要巧用"载体"

近视防控的科普宣传：在传播内容上，要贴近生活，切合大众口味，具有一定的趣味性；在传播语言上，既要具备科学性特征，应当注意整体的通俗化；在传播方式上，要充分利用新兴自媒体平台和多媒体展现形式，不断通过电视、广播、报刊等健康科普专栏推广近视防控的科学理念，可以把科普以百姓喜闻乐见的形式融入生活中。

（1）新媒体短视频方式

温州医科大学附属眼视光医院的山楂树科普团队，从国内儿童青少年近视高发、低龄化的严峻现实出发，结合临床经验和国内外研究进展，针对儿童青少年，用生动活泼的动画视频风格，制作"眼记一分钟"系列动画视频（图47），聚焦儿童青少年近视防控。在一些视频网站发布了近视相关的科普视频。

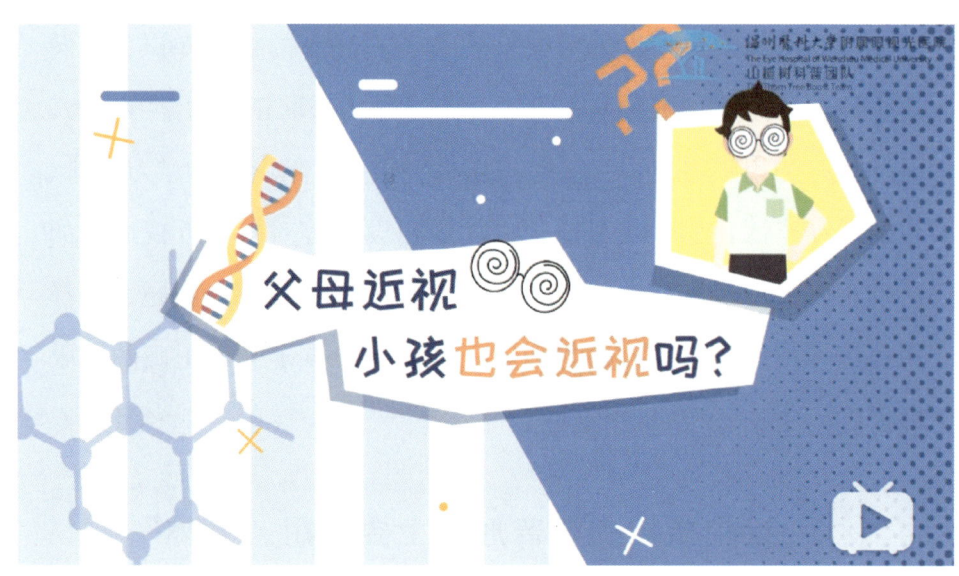

图47 "眼记一分钟"系列动画视频

（2）漫画类童趣图书方式

近期关于近视科普宣传的漫画类图书陆续出版（图48），如由吕帆教授和瞿佳教授主编的《瞳瞳小朋友近视防控日记》《神秘的103教室：跟孩子谈预防近视》、翟长斌教授著的《眼睛怎么了》、杨智宽教授主编的《宅娃多近视》、倪海龙教授主编的《孩子的护眼宝典》《倪海龙医生漫画谈近视防控》等均采用生动形象的漫画形式让儿童青少年了解如何预防近视发生发展，自觉养成护眼好习惯。

图48　近视防控的漫画形象

（3）专业科普类宣传方式

为了引导广大儿童青少年在疫情防控期间科学用眼、防控近视，温州医科大学附属眼视光医院作为教育部全国综合防控儿童青少年近视专家宣讲团团长单位和国家临床医学研究中心（眼部疾病），牵头主编科普读本《学习网课时如何科学用眼防控近视》（图49）。该书除了常规的纸质版发行外，电子版书籍也同时上线，上线当日阅读量突破4万，在"人卫眼科"公众号平台和"中国教育报"公众号平台发布的电子书累计阅读量均已突破10万+，同步被翻译成英文版在国外得到推广应用。

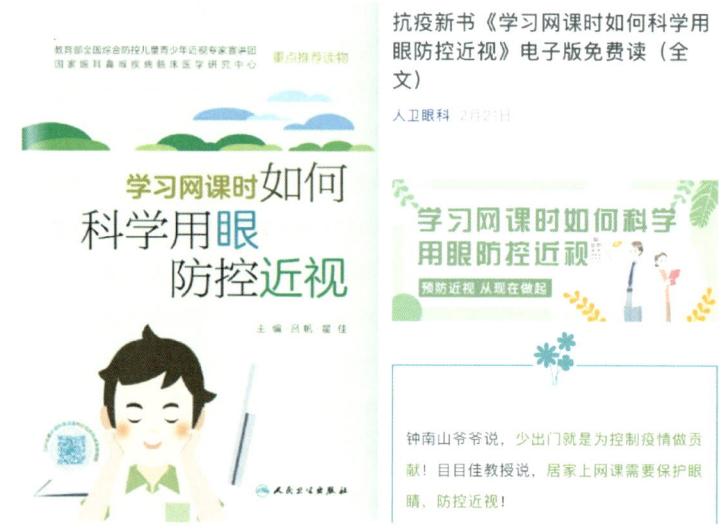

图49 《学习网课时如何科学用眼防控近视》图书及电子书

（4）网络大众化课程选修方式

通过MOOC课程类的教学方式，让更多的医学人员了解近视防控相关知识。如2018年12月上线的吕帆教授主讲的《近视防控》在线课程（http：//coursehome.zhihuishu.com/courseHome/2040215#teachTeam），开展面向家长、学校教师、专业技术人员的在线课程，普及近视防控医学知识、推广近视防治诊疗规范，

近视防控知识的科学普及与宣传

为全国儿童青少年近视的普查和诊疗工作培养具有眼视光特长的医学人才。另外，于刚教授在"得到"APP中宣讲了"如何管好孩子的视力"，讲述了怎么帮孩子预防近视、怎样快速判断孩子的视力问题、孩子如何验光配镜、如何有效治疗低度近视、如何有效控制高度近视等话题（图50）。

图50 《近视防控》在线课程

（5）发挥媒体、社区、学校、专业机构主阵地作用

各级各类媒体可以采用公益广告的形式宣传近视防控的重要性及近视防控的方法等。学校可将近视防控的相关知识融入课堂教学、学生的日常行为规范及校园文化中，如通过学校闭路电视、广播、宣传栏、家长会等形式对学生和家长开展科学用眼护眼健康教育；学校也可向学生、家长发放宣传材料，开展视觉健康专项培训等。社区可以为提高普通大众对于近视防控的知晓度，通过在各种社区通栏中张贴近视科学防控的有关知识，让人人懂近

视，人人懂科学防控。专业机构可以通过建立眼健康科普馆、博物馆等方式，面向大众开放，系统地介绍眼健康，特别是近视防控方面的发展历程，展示有趣的科学原理等，如温州医科大学附属眼视光医院建立的国内首家眼健康科普馆等。

25. 将深奥的科学发现，变成可执行的口令

为让广大老百姓和儿童青少年记住近视防控重要的知识点，可采用将深奥的科学发现，变成可执行的口令形式，可参考以下形式：①户外活动时间简单规定为每日 2 小时以上；②观看电子产品时遵循"20－20－20"法则，即观看电子屏幕 20 分钟后，要抬头远眺 20 英尺（6 米）外 20 秒以上；③阅读书写保持"一寸一拳一尺"，即握笔手指离笔尖一寸，胸口离桌一拳，书本离眼睛一尺；④观看电子产品距离，即眼睛离电脑屏幕的距离应不少于 50 厘米，观看电视时眼睛距离电视屏幕 3 米以上；⑤电子产品屏幕选择由大到小，分辨率高的；⑥普通教室课桌面的平均照度不小于 300 Lux；⑦每日保证充足睡眠时间，小学生 10 小时，初中生 9 小时，高中生 8 小时。

护 眼 歌

近视防控是大事，疫期用眼要关注。

网课学习有尺度，复学仍要多督促。

一尺一拳和一寸，正确姿势需巩固。

每天日照两小时，户外活动不耽误。
三个二十眼减负，电子产品不过度。
桌椅高低常调整，照明良好双目舒。
营养均衡不挑食，睡眠时间要充足。
勤洗双手分七步，严防病毒眼口入。
老师家长勤叮嘱，视力建档留记录。
眼睛健康齐呵护，光明未来好前途。

26. 明辨近视防控方法的真伪

近视防控科普宣传另一项很重要的工作就是用科学的宣传来铲除伪科学，纠正大众片面甚至错误的认识和看法，净化近视防控相关市场行为。

随着近视患病率的不断提高和近视防控热度的逐渐升温，社会上存在一类专门以近视防控和治疗为噱头的伪科学传播者和不法商家，利用很多家长不了解近视本质、不希望孩子戴眼镜的想法，宣称能够通过仪器设备或特殊方法"治愈"近视，从中牟取暴利。

因此，科普工作中，应当充分发挥专家的科学引领作用，让大众认识到伪科学的真面目，明白近视不可逆，不要把眼镜和近视看作洪水猛兽，要到专业医疗机构接受科学的矫正和治疗，不能一味逃避，最后不仅造成经济损失，还可能因使用了不良器械、方法使孩子近视加深更快，耽误矫正和治疗的最佳时机。

在明辨一项与近视防控相关的新器具、新方法是否可信，是否真实有效的问题上，我们需要抓住以下关键几点：①是否有权威、正规杂志发表的科学文献表明该方法在近视干预方面的有效性和安全性，如有不同研究机构的多项研究同时证明更佳，即循证医学证据；②在正式进入临床前是否经过多中心临床试验或多中心研究，并出具该医疗器械或药物的有效性和安全性报告。任何一种产品在正式进入临床应用前，必须经国家市场监督管理总局指定的检测机构检测合格，才能在临床验证其有效性和安全性；③是否获得国家市场监督管理总局的医疗器械或药物注册证。当该医疗器械或药物通过多中心临床验证，证明其有效性和安全性不低于目前国内已有的同类产品，才能获得国家市场监督管理总局颁发的医疗器械或药物注册证，并且在之后的临床应用中，还要持续监测其不良反应，以保证使用的安全性和有效性。

2019年3月国家卫生健康委发布《关于进一步规范儿童青少年近视矫正工作切实加强监管的通知》，通知内容如下。

（1）落实主体责任，切实规范近视矫正工作

在目前医疗技术条件下，近视不能治愈。儿童青少年时期可以通过科学用眼、增加户外活动时间、减少长时间近距离用眼等方式预防、控制和减缓近视。家长一旦发现儿童青少年视力异常，应当及时带其到眼科医疗机构检查，遵从医嘱进行科学矫正。

从事儿童青少年近视矫正的机构或个人必须严格依法执业、

近视防控知识的科学普及与宣传

依法经营,不得在开展近视矫正对外宣传中使用"康复""恢复""降低度数""近视治愈""近视克星"等表述误导近视儿童青少年和家长。不得违反中医药法规定冒用中医药名义或者假借中医药理论、技术欺骗消费者,牟取不正当利益。

(2)切实加强监管,严肃查处违法行为

地方各相关部门要切实加强沟通协调,推进综合监管,形成监管合力。要督促指导相关机构、企业及从业人员严格依法执业、依法经营、规范服务。要强化社会监督,拓宽投诉举报渠道,认真受理并调查核实群众的投诉举报,对违法违规行为,一经发现要依法依规严肃查处。

各级卫生健康行政部门要加大无证行医打击力度,依法严厉打击无《医疗机构执业许可证》的机构和无医师执业证书的人员擅自开展眼科医疗服务的行为。要督促辖区医疗机构切实落实主体责任,严格按照国家卫生健康委发布的《近视防治指南》等要求,规范开展儿童青少年近视矫正工作,规范眼视光医疗器械使用行为,严禁医疗机构虚假、夸大宣传,对存在的违法行为依法严肃查处。发现医疗机构使用的眼视光产品、医疗器械存在质量不合格或者夸大宣传等问题,及时通报或移送市场监管、药品监管等部门。

各级市场监督管理部门要加强儿童青少年近视矫正广告监管,依法查处虚假违法广告。强化部门间信息共享和协调联动,涉及专业技术内容需要认定的,卫生健康、中医药等部门要积极配合。

要加大对眼镜制配、眼视光产品等行业和领域不正当竞争行为的监管执法，依法查处市场混淆、虚假宣传等不正当竞争行为，维护公平竞争的市场秩序。要加大近视眼镜镜片、镜架等眼镜产品的监督抽查和专项整治力度，严肃查处涉及眼镜和眼镜片计量、标准化、认证、质量违法行为以及生产、流通和销售环节存在的违法行为。

各级中医药管理部门要加大事中事后监管力度，严肃查处假冒中医医疗机构或医务人员宣传虚假中医近视矫正疗效的非法行为，严厉打击假借中医近视防控技术欺骗群众、损害群众利益的机构和人员，会同市场监管等部门加强对中医医疗广告的监管。要督促辖区中医医疗机构切实落实主体责任，规范开展儿童青少年近视矫正工作。

各级药品监督管理部门要坚决贯彻落实《医疗器械监督管理条例》及相关法规要求，严格眼视光医疗器械的注册审评审批，规范产品适用范围及禁忌证。对医疗器械名称、说明书或者标签包含"近视治愈"等容易误导的词语及与实际产品功能不相符的表述，要严格予以纠正。要加强对眼视光相关医疗器械生产企业的监督检查，指导市、县市场监督管理部门加强对眼视光相关医疗器械经营企业及使用单位的监督检查，会同有关部门严厉打击各类非法生产、经营、使用眼视光医疗器械的违法行为。

（3）加强科普宣传，科学认知儿童近视矫正行为

针对当前社会各界对儿童青少年近视矫正仍然存在"近视可

以治愈"等认识误区及近视矫正违法违规行为，各级卫生健康、市场监管、中医药及药品监管等部门要定期曝光查处的相关典型案例，震慑违法犯罪分子。各级卫生健康、教育及网信等部门要加强协作，积极配合，通过传统媒体和互联网等多种渠道和方式，广泛开展儿童青少年近视防控校园宣传和社会宣传教育活动，告知非法或不恰当近视矫正行为表现形式和可能造成的危害，引导儿童青少年和家长科学认知近视矫正，切实增强辨别能力和自我保护意识，自觉抵制近视矫正虚假违法广告，提高儿童青少年近视防控能力。

27. 如何做好全社会、全方位近视防控科普

近视防控科普工作的有效推进，需要全社会、全方位开展。近视防控科普知识宣讲是开展近视防控科普工作的重要环节。可以汇聚各方力量，一起参与到近视防控的科学普及工作中来。尤其是以下几大群体作为知识宣讲的发起者，具有各自开展科普工作的优势。

1）医疗机构从业者

医护人员在近视防控领域拥有多年的临床经验与扎实的专业基础，深受大众信任，开展科普宣讲专业性强，权威度高，号召力强。

2）教育系统工作者

教育行政部门人员与校长（园长）是大至一地、小至一校的

教育管理制度的决策者，最清楚中小学的教育体系，能向家长、学生、教师全面透彻地解析相关制度规则，强调近视防控"家校协同"重要性，做好思想引领，推动制度落实；教师群体深入青少年儿童的在校学习生活，能及时进行科普宣传与监督劝导，同时教师群体由于其职业专长，擅长授课与互动，能让受众更好地接受与掌握所传授的近视防控知识。

3）中小学生家长

家长长期陪伴并深入参与青少年儿童的成长，更加了解孩子的用眼习惯和生活习惯，能及时地对其进行科普宣传与监督引导；同时，家长科普员也更方便与其他家长进行平等的沟通交流，近视防控的成功经验也更容易通过这种渠道广泛传播。

4）临床医学及与眼视光相关专业大学生

大学生具有基数庞大、时间充足、精力充沛的天然优势，且具有一定的专业知识与较强的学习能力，经过培训后易于形成庞大的科普人才储备；同时，大学生创新思维活跃，是近视防控科普内容与形式创新方面不可或缺的人才支持。

5）中小学生

以中小学生为科普员，不仅可以用孩子们易于理解与喜爱的表达方式进行科普宣传，而且可以充分调动其积极性，化过往的被动输入为主动输出，加强知识的巩固与意识的增强。

近年来，越来越多的社会力量加入到近视防控科普的队伍中来。2019年教育部牵头组建第1届全国综合防控儿童青少年近视专家宣讲团，通过组织集中研讨和专题培训，更新近视防控宣讲内容，创新宣讲模式。通过政府部门协同，媒体参与，专家进校园、健康课堂、妈妈课堂等形式，引领近视防控科学普及和宣传工作，营造全民防控氛围。2022年第2届全国综合防控儿童青少年近视宣讲团成立，除专家宣讲团外，还包括教育部门负责人宣讲团、校长（园长）宣讲团、家长宣讲团，以及大学生宣讲团联盟，各宣讲团通力合作，优势互补，共同推进近视防控科普宣传工作，可以通过以下灵活多样的方式。

（1）合作宣讲

不同宣讲团队合作开展科普宣讲，可以同时发挥各群体的优势。如全国综合防控儿童青少年近视专家宣讲团团长瞿佳教授、浙江省教育厅综合防控儿童青少年近视专家宣讲团专家刘新婷医生、全国综合防控儿童青少年近视大学生宣讲团联盟主席李亦心同学在"教育之江"公众号合作开展"寒假来啦，同学们如何保护视力"主题线上直播宣讲。

（2）素材创作

专家可指导其他群体的科普员创作科普素材。如专家宣讲团指导大学生宣讲团制作内部标准版科普PPT，同济大学大学生宣讲团团长邵玉婷同学与指导教师毕燕龙教授在《上海大众卫生报》上合作发表《戴隐形眼镜　留心眼睛"求救"信号》科普文章。

(3) 人才培养

各方互教互学，由老带新，交流分享。全国综合防控儿童青少年近视宣讲团每年举行集体备课会，不同宣讲团间在经验分享与心得讨论中共同进步。同时各专家宣讲团指导培养了各大学生宣讲团，温州医科大学大学生宣讲团指导培养了校内的大学生爱眼先锋团支部与温州市的小学生爱眼宣讲团。

(4) 资源共享

整合多方资源，策划举办具有创新性、大众性的科普宣传系列活动。如温州市教育局、温州医科大学附属眼视光医院联合举办"喜迎二十大　温州市近视防控百场宣讲进校园"大型活动，60余位专家、医生、大学生科普志愿者走入了110所中小学及幼儿园为孩子们送去眼健康知识；在第4个近视防控宣传教育月，全国综合防控儿童青少年近视宣讲团内部五大分团还联合发起了《光明的未来》云合唱活动，在歌曲传唱中普及近视防控知识，在全社会营造爱眼护眼氛围。

要使近视防控科普工作的开展做到全社会、全方位，除知识宣讲外，应将近视防控科普知识通过各种公共媒体，如电视、广播、报纸、网络平台等大众媒体的宣传，还应将科普知识遍布社会区域的各个角落，包括电梯、公交站、社区栏、购物中心等区域的广告投放；另外，可通过多种方式传播，如自媒体、新媒体、抖音小视频等（图51）。

近视防控知识的科学普及与宣传

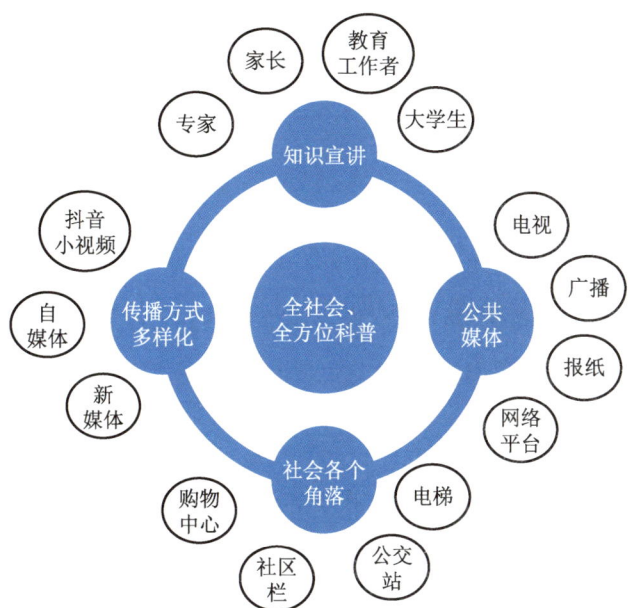

图 51　全社会、全方位科普近视防控

附录

附录1 关键名词释义速查

高度近视：屈光度 < -6.00 D 的近视称为高度近视 [参照中国《眼科学》教科书标准，WHO 定义为 < -5.00 D]。

高度近视率：在特定的时间段和人群中，经检测认定为高度近视人数占有效筛查人数的百分比。

近视：在调节放松状态下，平行光线经眼球屈光系统后聚焦在视网膜之前的现象，典型的近视者表现为视近清楚，视远不清楚，临床上以屈光度 < -0.50 D 作为主要的判定依据。

近视个体视力矫正：达到正常水平（5.0 D）需要配戴600度以上眼镜时，称为高度近视，如高度近视个体18周岁后近视度数仍然持续增加，并出现系列眼部并发症，称为病理性近视。病理性近视可出现矫正视力下降，甚至失明。

近视矫正：经过科学验光，应用合适的凹透镜使光线进入眼屈光系统后聚焦在视网膜上，以达到近视个体提高远距离视物的能力。

近视矫正不足率：经检测判定为近视且已经配戴眼镜，但所配戴的眼镜未将近视个体的视力矫正至正常水平的人数占近视人数的百分比。

近视率：常指近视患病率，即在特定的时间段和人群中，经检测认定为近视的人数占有效筛查人数的百分比。

近视未矫正率：经检测判定为近视，但尚未配戴适当度数的眼镜进行矫正的人数占近视人数的百分比。

弱视：眼球没有明显的器质性病变，而检测眼最佳矫正视力低于同龄正常视力（一般定义为低于4.9 D）。

散光：平行光线经眼屈光系统后在视网膜上的成像不是一个焦点，而是在空间不同位置上的两条焦线或一个弥散圆的现象。

散光率：在特定的时间段和人群中，经检测认定为散光的人数占有效筛查人数的百分比。

数据异常率：视力正常而屈光异常，或视力异常而屈光正常的检测结果称为数据异常，数据异常人数占有效筛查人数的百分比称为数据异常率。数据异常一般是由于中小学生较强的眼调节能力造成的检测误差造成，视力、屈光检测人员的操作不熟练、不规范也会引入检测误差。

有效筛查：在某次近视检测或普查中，视力和屈光检测结果符合专业标准，且各项记录符合相应规则的个体记为有效筛查。

有效筛查率：某一次检测或普查中，有效筛查人数占总筛查人数的百分比。

远视：当调节放松时，平行光线经过眼的屈光系统后聚焦在视网膜之后，称为远视，典型的远视者视远不清，视近更不清。

远视储备：人眼在达到正视状态前，眼球屈光处于一定量的远视状态，远视度数与年龄呈一定的对应关系，该部分远视度数，称为远视储备。

远视率：在特定的时间段和人群中，经检测认定为远视的人数占有效筛查人数的百分比。

正视化：正常情况下，婴儿出生时为远视，随着年龄的增长，远视度数逐渐减少，一般至10~12岁，达到正视状态，此过程称为正视化过程。

附录2　普查数据预处理方法及原则

普查过程中，由于检测设备设置、检测过程不规范或检测组织工作不到位等原因，可能会产生一些不规范或不利于普查统计分析的数据，针对总体普查数据需要进行数据预处理和异常数据的过滤。

（1）单一数据过滤原则

1）去除非盲个体裸眼视力、屈光存在缺失数据。
2）去除屈光检测数据全部为0的数据。
3）去除视力、屈光记录不符合标准的数据。

（2）群体信息过滤原则

1）球镜数据全部为正值的学校或班级。
2）球镜、柱镜以眼镜度数记录的学校或班级。
3）普查率低于80%的学校或班级。
4）与眼病相关的特殊学校学生检测结果。

附录3 眼屈光异常评判标准

(1) 眼视光异常初检结论标准

1) 近视(疑似)初检结论下达标准:①单眼裸眼视力低于5.0,等效球镜<-0.50 D。②单眼裸眼视力低于5.0,球镜<-6.00 D,记为高度近视。③配戴OK镜有度数记录,且有戴镜(矫正)视力记录。

2) 远视(疑似)初检结论下达标准:球镜值>+2.00 D。

3) 散光(疑似)初检结论下达标准:柱镜值<-0.75 D。

(2) 初检辅助提示

视力正常,球镜为0.00 D~+2.00 D,表明有一定的远视储备,提示保持良好的用眼习惯。

视力正常,球镜为0.00 D~-0.50 D,表明远视储备不足,提示存在近视风险,需要改善用眼习惯。

初判为近视,但未记录戴镜视力,记为未矫正(结合现场询问情况),提示至有资质医疗机制复查,遵医嘱配镜。

初判为近视,且戴镜视力小于4.9,记为矫正不足,提示至有资质医疗机制复查,遵医嘱调整眼镜度数。

视力正常但屈光异常或视力低于4.9但屈光正常,提示重新检测。

参考文献

1. ADLER D, MILLODOT M. The possible effect of undercorrection on myopic progression in children. Clin Exp Optom, 2006, 89(5): 315 – 321.

2. ALHARBI A, SWARBRICK H A. The effects of overnight orthokeratology lens wear on corneal thickness. Invest Ophthalmol Vis Sci, 2003, 44(6): 2518.

3. ALSHAREEF R A, KHUTHAILA M K, JANUWADA M, et al. Choroidal vascular analysis in myopic eyes: evidence of foveal medium vessel layer thinning. Int J Retina Vitreous, 2017, 3(1): 1 – 8.

4. ARUMUGAM B, MCBRIEN N A. Muscarinic antagonist control of myopia: evidence for M4 and M1 receptor-based pathways in the inhibition of experimentally-induced axial myopia in the tree shrew. Invest Ophthalmol Vis Sci, 2012, 53(9): 5827 – 5837.

5. ASHBY R, OHLENDORF A, SCHAEFFEL F. The effect of ambient illuminance on the development of deprivation myopia in chicks. Invest Ophthalmol Vis Sci, 2009, 50 (11): 5348 – 5354.

6. BACKHOUSE S, PHILLIPS J R. Effect of induced myopia on scleral myofibroblasts and in vivo ocular biomechanical compliance in the Guinea pig. Invest Ophthalmol Vis Sci, 2010, 51(12): 6162 – 6171.

7. BAIRD P N, SAW S M, LANCA C, et al. Myopia. Nat Rev Dis Primers, 2020, 6 (1): 99.

8. BAO J H, HUANG Y Y, LI X, et al. Spectacle lenses with aspherical lenslets for Myopia control vs single-vision spectacle lenses: a randomized clinical trial. JAMA Ophthalmol, 2022, 140(5): 472-478.

9. BEDROSSIAN R H. The effect of atropine on myopia. Ann Ophthalmol, 1971, 3(8): 891-897.

10. BERNTSEN D A, BARR C D, MUTTI D O, et al. Peripheral defocus and myopia progression in myopic children randomly assigned to wear single vision and progressive addition lenses. Invest Ophthalmol Vis Sci, 2013, 54(8): 5761-5770.

11. BERNTSEN D A, SINNOTT L T, MUTTI D O, et al. A randomized trial using progressive addition lenses to evaluate theories of Myopia progression in children with a high lag of accommodation. Invest Ophthalmol Vis Sci, 2012, 53(2): 640.

12. BERNTSEN D A, KRAMER C E. Peripheral defocus with spherical and multifocal soft contact lenses. Optom Vis Sci, 2013, 90(11): 1215-1224.

13. BEZ D, MEGRELI J, BEZ M, et al. Association between type of educational system and prevalence and severity of Myopia among male adolescents in Israel. JAMA Ophthalmol, 2019, 137(8): 887-893.

14. BICKLE K M, MITCHELL G L, WALLINE J J. Visual performance with spherical and multifocal contact lenses in a pediatric population. Optom Vis Sci, 2021, 98(5): 483-489.

15. BOELEN M K, BOELEN M G, MARSHAK D W. Light-stimulated release of dopamine from the primate retina is blocked by 1-2-amino-4-phosphonobutyric acid (APB). Vis Neurosci, 1998, 15(1): 97-103.

16. BULLIMORE M A, JOHNSON LA. Overnight orthokeratology. Contact Lens Anterior Eye, 2020, 43(4): 322-332.

17. BULLIMORE M A, SINNOTT L T, JONES-JORDAN L A. The risk of microbial keratitis with overnight corneal reshaping lenses. Optom Vis Sci, 2013, 90(9): 937-944.

18. CAI X B, ZHENG Y H, CHEN D F, et al. Expanding the phenotypic and genotypic

landscape of nonsyndromic high Myopia: a cross-sectional study in 731 Chinese patients. Invest Ophthalmol Vis Sci, 2019, 60(12): 4052-4062.

19. CHAKRABORTY R, LANDIS E G, MAZADE R, et al. Melanopsin modulates refractive development and myopia. Exp Eye Res, 2022, 214: 108866.

20. CHAKRABORTY R, PARK H N, HANIF A M, et al. ON pathway mutations increase susceptibility to form-deprivation myopia. Exp Eye Res, 2015, 137: 79-83.

21. CHAKRABORTY R, YANG V, PARK H N, et al. Lack of cone mediated retinal function increases susceptibility to form-deprivation myopia in mice. Exp Eye Res, 2019, 180: 226-230.

22. CHAMBERLAIN P, PEIXOTO-DE-MATOS S C, LOGAN N S, et al. A 3-year randomized clinical trial of MiSight lenses for Myopia control. Optom Vis Sci, 2019, 96(8): 556-567.

23. CHAYA T, MATSUMOTO A, SUGITA Y, et al. Versatile functional roles of horizontal cells in the retinal circuit. Sci Rep, 2017, 7(1): 5540.

24. CHEN C J, COHEN B H, DIAMOND E L. Genetic and environmental effects on the development of myopia in Chinese twin children. Ophthalmic Paediatr Genet, 1985, 6(1/2): 113-119.

25. CHEN S, ZHI Z N, RUAN Q Q, et al. Bright light suppresses form-deprivation Myopia development with activation of dopamine D1 receptor signaling in the ON pathway in retina. Invest Ophthalmol Vis Sci, 2017, 58(4): 2306-2316.

26. CHEN Y P, HOCKING P M, WANG L, et al. Selective breeding for susceptibility to Myopia reveals a gene-environment interaction. Invest Ophthalmol Vis Sci, 2011, 52(7): 4003.

27. CHENG D, WOO G C, DROBE B, et al. Effect of bifocal and prismatic bifocal spectacles on myopia progression in children: three-year results of a randomized clinical trial. JAMA Ophthalmol, 2014, 132(3): 258-264.

28. CHENG Z Y, WANG X P, SCHMID K L, et al. GABAB receptor antagonist CGP46381 inhibits form-deprivation myopia development in Guinea pigs. Biomed Res

Int, 2015, 2015: 207312.

29. CHENG C Y, SCHACHE M, IKRAM M, et al. Nine loci for ocular axial length identified through genome-wide association studies, including shared loci with refractive error. Am J Hum Genet, 2013, 93(2): 264 - 277.

30. CHEUNG S W, BOOST M V, CHO P. Pre-treatment observation of axial elongation for evidence-based selection of children in Hong Kong for myopia control. Contact Lens Anterior Eye, 2019, 42(4): 392 - 398.

31. CHIA A, CHUA W H, CHEUNG Y B, et al. Atropine for the treatment of childhood Myopia: safety and efficacy of 0.5%, 0.1%, and 0.01% doses (atropine for the treatment of Myopia 2). Ophthalmology, 2012, 119(2): 347 - 354.

32. GALVIS V, TELLO A, PARRA M M, et al. Re: Chia etal.: five-year clinical trial on atropine for the treatment of myopia 2: myopia control with atropine 0.01% eyedrops (Ophthalmology 2016;123: 391 - 9). Ophthalmology, 2016, 123(6): e40-e41.

33. CHO P, CHEUNG S W, EDWARDS M. The longitudinal orthokeratology research in children (LORIC) in Hong Kong: a pilot study on refractive changes and myopic control. Curr Eye Res, 2005, 30(1): 71 - 80.

34. CHUA S Y L, SABANAYAGAM C, CHEUNG Y B, et al. Age of onset of myopia predicts risk of high myopia in later childhood in myopic Singapore children. Ophthalmic Physiol Opt, 2016, 36(4): 388 - 394.

35. CHUNG K, MOHIDIN N, O'LEARY D J. Undercorrection of myopia enhances rather than inhibits myopia progression. Vis Res, 2002, 42(22): 2555 - 2559.

36. COOPER J, EISENBERG N, SCHULMAN E, et al. Maximum atropine dose without clinical signs or symptoms. Optom Vis Sci, 2013, 90(12): 1467 - 1472.

37. COOPER J, TKATCHENKO A V. A review of current concepts of the etiology and treatment of Myopia. Eye Contact Lens, 2018, 44(4): 231 - 247.

38. GROUP C. Progressive-addition lenses versus single-vision lenses for slowing progression of Myopia in children with high accommodative lag and near esophoria. Investig Ophthalmol Vis Sci, 2011, 52(5): 2749 - 2757.

39. DOLGIN E. The myopia boom. Nature, 2015, 519(7543): 276-278.

40. DUDBRIDGE F, FLETCHER O. Gene-environment dependence creates spurious gene-environment interaction. Am J Hum Genet, 2014, 95(3): 301-307.

41. EDWARDS M H, LI RWH, LAM C S Y, et al. The Hong Kong progressive lens myopia control study: study design and main findings. Invest Ophthalmol Vis Sci, 2002, 43(9): 2852-2858.

42. EL-NIMRI N W, ZHANG H, WILDSOET C F. The effect of part-time wear of 2-zone concentric bifocal spectacle lenses on refractive error development & eye growth in young chicks. Exp Eye Res, 2019, 180: 184-191.

43. ESMAEELPOUR M, KAJIC V, ZABIHIAN B, et al. Choroidal haller's and sattler's layer thickness measurement using 3-dimensional 1060-nm optical coherence tomography. PLoS One, 2014, 9(6): e99690.

44. FAN Q, GUO X B, TIDEMAN J W L, et al. Childhood gene-environment interactions and age-dependent effects of genetic variants associated with refractive error and myopia: the CREAM Consortium. Sci Rep, 2016, 6(1): 1-14.

45. FAN Q, VERHOEVEN V J M, WOJCIECHOWSKI R, et al. Meta-analysis of gene-environment-wide association scans accounting for education level identifies additional loci for refractive error. Nat Commun, 2016, 7: 11008.

46. FELDKAEMPER M, SCHAEFFEL F. An updated view on the role of dopamine in myopia. Exp Eye Res, 2013, 114: 106-119.

47. FU A C, STAPLETON F, WEI L, et al. Effect of low-dose atropine on myopia progression, pupil diameter and accommodative amplitude: low-dose atropine and myopia progression. Br J Ophthalmol, 2020, 104(11): bjophthalmol-2019.

48. GALLEGO P, MARTíNEZ-GARCíA C, PéREZ-MERINO P, et al. Scleral changes induced by atropine in chicks as an experimental model of myopia. Ophthalmic Physiol Opt, 2012, 32(6): 478-484.

49. GENTLE A, LIU Y Y, MARTIN J E, et al. Collagen gene expression and the altered accumulation of scleral collagen during the development of high Myopia. J Biol Chem,

2003,278(19):16587-16594.

50. MOJARRAD N G, PLOTNIKOV D, WILLIAMS C, et al. Association between polygenic risk score and risk of Myopia. JAMA Ophthalmol, 2020, 138(1):7-13.

51. GISBERT S, SCHAEFFEL F. M to L cone ratios determine eye sizes and baseline refractions in chickens. Exp Eye Res, 2018, 172:104-111.

52. LI G P, YE X, WU J F, et al. Alterations of glutamate and γ-aminobutyric acid expressions in normal and myopic eye development in Guinea pigs. Invest Ophthalmol Vis Sci, 2017, 58(2):1256-1265.

53. GUPTA P, THAKKU S G, SAW S M, et al. Characterization of choroidal morphologic and vascular features in young men with high Myopia using spectral-DomainOptical coherence tomography. Am J Ophthalmol, 2017, 177:27-33.

54. GWIAZDA J, HYMAN L, HUSSEIN M, et al. A randomized clinical trial of progressive addition lenses versus single vision lenses on the progression of myopia in children. Invest Ophthalmol Vis Sci, 2003, 44(4):1492-1500.

55. GWIAZDA JANE E, LESLIE H, NORTON THOMAS T, et al. Accommodation and related risk factors associated with myopia progression and their interaction with treatment in COMET children. Investig Ophthalmol Vis Sci, 2004, 45(7):2143-51.

56. HAARMAN A E G, ENTHOVEN C A, TEDJA M S, et al. Phenotypic consequences of the GJD2 risk genotype in Myopia development. Invest Ophthalmol Vis Sci, 2021, 62(10):16.

57. HAGEN L A, ARNEGARD S, KUCHENBECKER J A, et al. The association between L:M cone ratio, cone opsin genes and myopia susceptibility. Vis Res, 2019, 162:20-28.

58. KAYMAK H, FRICKE A, MAURITZ Y, et al. Short-term effects of low-concentration atropine eye drops on pupil size and accommodation in young adult subjects. Graefes Arch Clin Exp Ophthalmol, 2018, 256(11):2211-2217.

59. HARPER A R, SUMMERS J A. The dynamic sclera:Extracellular matrix remodeling in normal ocular growth and myopia development. Exp Eye Res, 2015, 133:

100-111.

60. HASEBE S, JUN J, VARNAS S. Myopia control with positively aspherized progressive addition lenses: a 2-year, multicenter, randomized, controlled trial. Investig Ophthalmol Vis Sci, 2014, 55(11): 7177-7188.

61. HE M G, XIANG F, ZENG Y F, et al. Effect of time spent outdoors at school on the development of Myopia among children in China: a randomized clinical trial. JAMA, 2015, 314(11): 1142-1148.

62. HIRAOKA T, KAKITA T, OKAMOTO F, et al. Long-term effect of overnight orthokeratology on axial length elongation in childhood Myopia: a 5-year follow-up study. Invest Ophthalmol Vis Sci, 2012, 53(7): 3913.

63. HU Y, WEN C H, LI Z Y, et al. Areal summed corneal power shift is an important determinant for axial length elongation in myopic children treated with overnight orthokeratology. Br J Ophthalmol, 2019, 103(11): bjophthalmol-2018.

64. HUANG F R, YAN T T, SHI F J, et al. Activation of dopamine D2 receptor is critical for the development of form-deprivation myopia in the C57BL/6 mouse. Invest Ophthalmol Vis Sci, 2014, 55(9): 5537-5544.

65. HUANG J H, WEN D Z, WANG Q M, et al. Efficacy comparison of 16 interventions for Myopia control in children: a network meta-analysis. Ophthalmology, 2016, 123(4): 697-708.

66. HUANG Y, KEE C S, HOCKING P M, et al. A genome-wide association study for susceptibility to visual experience-induced Myopia. Invest Ophthalmol Vis Sci, 2019, 60(2): 559.

67. HUANG H M, CHANG D S T, WU P C. The association between near work activities and Myopia in children-a systematic review and meta-analysis. PLoS One, 2015, 10(10): e0140419.

68. HUANG J H, WEN D Z, WANG Q M, et al. Efficacy comparison of 16 interventions for Myopia control in children: a network meta-analysis. Ophthalmology, 2016, 123(4): 697-708.

69. HYSI P G, CHOQUET H, KHAWAJA A P, et al. Meta-analysis of 542,934 subjects of European ancestry identifies new genes and mechanisms predisposing to refractive error and myopia. Nat Genet, 2020, 52(4): 401-407.

70. HYSI P G, WOJCIECHOWSKI R, RAHI J S, et al. Genome-wide association studies of refractive error and myopia, lessons learned, and implications for the future. Invest Ophthalmol Vis Sci, 2014, 55(5): 3344-3351.

71. HYSI P G, CHOQUET H, KHAWAJA A P, et al. Meta-analysis of 542,934 subjects of European ancestry identifies new genes and mechanisms predisposing to refractive error and myopia. Nat Genet, 2020, 52(4): 401-407.

72. JIANG L Q, GARCIA M B, HAMMOND D, et al. Strain-dependent differences in sensitivity to Myopia-inducing stimuli in Guinea pigs and role of choroid. Invest Ophthalmol Vis Sci, 2019, 60(4): 1226-1233.

73. JIANG X Y, PARDUE M T, MORI K, et al. Violet light suppresses lens-induced myopia via neuropsin (OPN_5) in mice. Proc Natl Acad Sci USA, 2021, 118(22): e2018840118.

74. JIANG F, HUANG X P, XIA H X, et al. The spatial distribution of relative corneal refractive power shift and axial growth in myopic children: orthokeratology versus multifocal contact lens. Front Neurosci, 2021, 15: 686932.

75. JIN Z B, WU J Y, HUANG X F, et al. Trio-based exome sequencing arrests de novo mutations in early-onset high myopia. Proc Natl Acad Sci USA, 2017, 114(16): 4219-4224.

76. JOACHIMSEN L, BÖHRINGER D, GROSS N J, et al. A pilot study on the efficacy and safety of 0.01% atropine in German schoolchildren with progressive Myopia. Ophthalmol Ther, 2019, 8(3): 427-433.

77. KANDA H, OSHIKA T, HIRAOKA T, et al. Effect of spectacle lenses designed to reduce relative peripheral hyperopia on myopia progression in Japanese children: a 2-year multicenter randomized controlled trial. Jpn J Ophthalmol, 2018, 62(5): 537-543.

78. KINOSHITA N, KONNO Y, HAMADA N, et al. Efficacy of combined orthokeratology and 0.01% atropine solution for slowing axial elongation in children with myopia: a 2-year randomised trial. Sci Rep, 2020, 10(1): 12750.

79. CW KLAVER C, POLLING J R, ERASMUS MYOPIA RESEARCH GROUP. Myopia management in the Netherlands. Ophthalmic Physiol Opt, 2020, 40(2): 230-240.

80. LAM C, TANG W, TSE D, et al. Defocus Incorporated Multiple Segments (DIMS) spectacle lenses slow myopia progression: a 2-year randomised clinical trial. Br J Ophthalmol, 2019, 104: 363-368.

81. LAM C S Y, TANG W C, TSE D Y Y, et al. Defocus Incorporated Soft Contact (DISC) lens slows myopia progression in Hong Kong Chinese schoolchildren: a 2-year randomised clinical trial. Br J Ophthalmol, 2014, 98(1): 40-45.

82. LAM C S Y, W C TANG, D Y TSE, et al., Defocus Incorporated Multiple Segments (DIMS) spectacle lenses slow myopia progression: a 2-year randomised clinical trial. Br J Ophthalmol, 2020. 104(3): 363-368.

83. LANCA C, KASSAM I, PATASOVA K, et al. New polygenic risk score to predict high Myopia in Singapore Chinese children. Trans Vis Sci Tech, 2021, 10(8): 26.

84. LIM L S, GAZZARD G, LOW Y L, et al. Dietary factors, Myopia, and axial dimensions in children. Ophthalmology, 2010, 117(5): 993-997. e4.

85. LEE E J, LIM D H, CHUNG T Y, et al. Association of axial length growth and topographic change in orthokeratology. Eye Contact Lens, 2018, 44(5): 292-298.

86. LEUNG J T, BROWN B. Progression of myopia in Hong Kong Chinese schoolchildren is slowed by wearing progressive lenses. Optom Vis Sci, 1999, 76(6): 346-354.

87. LEWIS J A, GARCIA M B, RANI L, et al. Intact globe inflation testing of changes in scleral mechanics in myopia and recovery. Exp Eye Res, 2014, 127: 42-48.

88. LI D, LIU C, SUN Y N, et al. Targeting choroidal vascular dysfunction via inhibition of circRNA-FoxO1 for prevention and management of myopic pathology. Mol Ther, 2021, 29(7): 2268-2280.

89. LI F F, ZHANG Y Z, ZHANG X J, et al. Age effect on treatment responses to

0.05%, 0.025%, and 0.01% atropine. Ophthalmology, 2021, 128(8): 1180 – 1187.

90. LI J L, JIANG D, XIAO X S, et al. Evaluation of 12 myopia-associated genes in Chinese patients with high myopia. Invest Ophthalmol Vis Sci, 2015, 56(2): 722 – 729.

91. LI S M, LI S Y, KANG M T, et al. Distribution of ocular biometry in 7- and 14-year-old Chinese children. Optom Vis Sci, 2015, 92(5): 566 – 572.

92. LI S M, WEI S F, ATCHISON D A, et al. Annual incidences and progressions of Myopia and high Myopia in Chinese schoolchildren based on a 5-year cohort study. Invest Ophthalmol Vis Sci, 2022, 63(1): 8.

93. LI Z Y, LONG W, HU Y, et al. Features of the choroidal structures in myopic children based on image binarization of optical coherence tomography. Invest Ophthalmol Vis Sci, 2020, 61(4): 18.

94. LI S M, KANG M T, WU S S, et al. Studies using concentric ring bifocal and peripheral add multifocal contact lenses to slow myopia progression in school-aged children: a meta-analysis. Ophthalmic Physiol Opt, 2017, 37(1): 51 – 59.

95. LIN H T, LONG E P, DING X H, et al. Prediction of myopia development among Chinese school-aged children using refraction data from electronic medical records: a retrospective, multicentre machine learning study. PLoS Med, 2018, 15(11): e1002674.

96. LIN Y Y, JIANG D D, LI C C, et al. Interactions between genetic variants and near-work activities in incident myopia in schoolchildren: a 4-year prospective longitudinal study. Clin Exp Optom, 2022: 1 – 8.

97. LIU F, WANG J W, XING Y Q, et al. Mutation screening of 17 candidate genes in a cohort of 67 probands with early-onset high myopia. Ophthalmic Physiol Opt, 2020, 40(3): 271 – 280.

98. MANNY R E, HUSSEIN M, SCHEIMAN M, et al. Tropicamide (1%): an effective cycloplegic agent for myopic children. Invest Ophthalmol Vis Sci, 2001, 42(8):

1728-1735.

99. MCBRIEN N A, JOBLING A I, GENTLE A. Biomechanics of the sclera in myopia: extracellular and cellular factors. Optom Vis Sci, 2009, 86(1): E23-E30.

100. MCBRIEN N A, MOGHADDAM H O, REEDER A P. Atropine reduces experimental myopia and eye enlargement via a nonaccommodative mechanism. Invest Ophthalmol Vis Sci, 1993, 34(1): 205-215.

101. MCBRIEN N A, STELL W K, CARR B. How does atropine exert its anti-myopia effects? Ophthalmic Physiol Opt, 2013, 33(3): 373-378.

102. MICHAELIDES M, JOHNSON S, BRADSHAW K, et al. X-linked cone dysfunction syndrome with Myopia and protanopia. Ophthalmology, 2005, 112(8): 1448-1454.

103. MIZON-GÉRARD F, DE GROOTE P, LAMBLIN N, et al. Prognostic impact of matrix metalloproteinase gene polymorphisms in patients with heart failure according to the aetiology of left ventricular systolic dysfunction. Eur Heart J, 2004, 25(8): 688-693.

104. MIZON-GÉRARD F, DE GROOTE P, LAMBLIN N, et al. Prognostic impact of matrix metalloproteinase gene polymorphisms in patients with heart failure according to the aetiology of left ventricular systolic dysfunction. Eur Heart J, 2004, 25(8): 688-693.

105. MORGAN I G. What public policies should be developed to deal with the epidemic of Myopia? Optom Vis Sci, 2016, 93(9): 1058-1060.

106. MORGAN I G, OHNO-MATSUI K, SAW S M. Myopia. Lancet, 2012, 379(9827): 1739-1748.

107. NICKLA D L, WALLMAN J. The multifunctional choroid. Prog Retin Eye Res, 2010, 29(2): 144-168.

108. OHNGEMACH S, HAGEL G, SCHAEFFEL F. Concentrations of biogenic amines in fundal layers in chickens with normal visual experience, deprivation, and after reserpine application. Vis Neurosci, 1997, 14(3): 493-505.

109. OROSZ O, RAJTA I, VAJAS A, et al. Myopia and late-onset progressive cone dystrophy associate to LVAVA/MVAVA exon 3 interchange haplotypes of opsin genes on chromosome X. Invest Ophthalmol Vis Sci, 2017, 58(3): 1834 – 1842.

110. PAN M Z, ZHAO F, XIE B T, et al. Dietary ω-3 polyunsaturated fatty acids are protective for myopia. Proc Natl Acad Sci USA, 2021, 118(43): e2104689118.

111. PARDUE M T, FAULKNER A E, FERNANDES A, et al. High susceptibility to experimental myopia in a mouse model with a retinal on pathway defect. Invest Ophthalmol Vis Sci, 2008, 49(2): 706 – 712.

112. PARK H N, JABBAR S B, TAN C C, et al. Visually-driven ocular growth in mice requires functional rod photoreceptors. Invest Ophthalmol Vis Sci, 2014, 55(10): 6272 – 6279.

113. PAUNÉ J, FONTS S, RODRíGUEZ L, et al. The role of back optic zone diameter in Myopia control with orthokeratology lenses. J Clin Med, 2021, 10(2): 336.

114. POZARICKIJ A, WILLIAMS C, HYSI P G, et al. Quantile regression analysis reveals widespread evidence for gene-environment or gene-gene interactions in myopia development. Commun Biol, 2019, 2: 167.

115. PRZEKORACKA K, MICHALAK K, OLSZEWSKI J, et al. Contrast sensitivity and visual acuity in subjects wearing multifocal contact lenses with high additions designed for myopia progression control. Cont Lens Anterior Eye, 2020, 43(1): 33 – 39.

116. QUEIRÓS A, GONZALEZ-MEIJOME J, JORGE J, et al. Peripheral refraction in myopic patients after orthokeratology. Optom Vis Sci, 2010, 87(5): 323 – 9.

117. ROSE K A, MORGAN IG, IP J, et al. Outdoor activity reduces the prevalence of Myopia in children. Ophthalmology, 2008, 115(8): 1279 – 1285.

118. SANKARIDURG P, DONOVAN L, VARNAS S, et al. Spectacle lenses designed to reduce progression of Myopia: 12-month results. Optom Vis Sci, 2010, 87(9): 631 – 641.

119. SANKARIDURG P, TAHHAN N, KANDEL H, et al. IMI impact of Myopia. Invest Ophthalmol Vis Sci, 2021, 62(5): 2.

120. SAW S M, HONG C Y, CHIA K S, et al. Nearwork and myopia in young children. Lancet, 2001, 357(9253): 390.

121. CHUA S Y L, SABANAYAGAM C, CHEUNG Y B, et al. Age of onset of myopia predicts risk of high myopia in later childhood in myopic Singapore children. Ophthalmic Physiol Opt, 2016, 36(4): 388-394.

122. SHARPE L T, STOCKMAN A. Rod pathways: the importance of seeing nothing. Trends Neurosci, 1999, 22(11): 497-504.

123. SIEGWART J T Jr, NORTON T T. The time course of changes in mRNA levels in tree shrew sclera during induced myopia and recovery. Invest Ophthalmol Vis Sci, 2002, 43(7): 2067-2075.

124. SMITH E L 3rd, HUNG L F, ARUMUGAM B. Visual regulation of refractive development: insights from animal studies. Eye (Lond), 2014, 28(2): 180-188.

125. SMITH E L 3rd, RAMAMIRTHAM R, QIAO-GRIDER Y, et al. Effects of foveal ablation on emmetropization and form-deprivation myopia. Invest Ophthalmol Vis Sci, 2007, 48(9): 3914-3922.

126. SMITH E L, HUNG L F, HUANG J. Relative peripheral hyperopic defocus alters central refractive development in infant monkeys. Vis Res, 2009, 49(19): 2386-2392.

127. SOLOUKI A M, VERHOEVEN V J M, VAN DUIJN C M, et al. A genome-wide association study identifies a susceptibility locus for refractive errors and myopia at 15q14. Nat Genet, 2010, 42(10): 897-901.

128. SONI P S, NGUYEN T T, BONANNO J A. Overnight orthokeratology: refractive and corneal recovery after discontinuation of reverse-geometry lenses. Eye Contact Lens, 2004, 30(4): 254-262; discussion 263-264.

129. STRICKLAND R, LANDIS E G, PARDUE M T. Short-wavelength (violet) light protects mice from Myopia through cone signaling. Invest Ophthalmol Vis Sci, 2020, 61(2): 13.

130. SU J Z, YUAN J, XU L D, et al. Sequencing of 19, 219 exomes identifies a low-

frequency variant in FKBP$_5$ promoter predisposing to high myopia in a Han Chinese population. medRxiv, 2022, DOI: 10.1101/2022.09.06.22279641.

131. TAN Q, NG A L, CHOY B N, et al. One-year results of 0.01% atropine with orthokeratology (AOK) study: a randomised clinical trial. Ophthalmic Physiol Opt, 2020, 40(5): 557-566.

132. TEDJA M S, HAARMAN A E G, MEESTER-SMOOR M A, et al. IMI-Myopia genetics report. Invest Ophthalmol Vis Sci, 2019, 60(3): M89-M105.

133. TIDEMAN J W L, PÄRSSINEN O, HAARMAN A E G, et al. Evaluation of shared genetic susceptibility to high and low Myopia and hyperopia. JAMA Ophthalmol, 2021, 139(6): 601.

134. TIDEMAN J W L, PÄRSSINEN O, HAARMAN A E G, et al. Evaluation of shared genetic susceptibility to high and low Myopia and hyperopia. JAMA Ophthalmol, 2021, 139(6): 601.

135. TIDEMAN J W L, FAN Q, POLLING J R, et al. When do myopia genes have their effect? Comparison of genetic risks between children and adults. Genet Epidemiol, 2016, 40(8): 756-766.

136. TOSHIDA H, TAKAHASHI K, SADO K, et al. Bifocal contact lenses: history, types, characteristics, and actual state and problems. Clin Ophthalmol, 2008, 2(4): 869-877.

137. TRAN H D M, TRAN Y H, TRAN T D, et al. A review of Myopia control with atropine. J Ocul Pharmacol Ther, 2018, 34(5): 374-379.

138. TSE D Y, LAM C S, GUGGENHEIM J A, et al. Simultaneous defocus integration during refractive development. Invest Ophthalmol Vis Sci, 2007, 48(12): 5352-5359.

139. VANDERVEEN D K, KRAKER R T, PINELES S L, et al. Use of orthokeratology for the prevention of myopic progression in children: a report by the American academy of ophthalmology. Ophthalmology, 2019, 126(4): 623-636.

140. WALLINE J J, GREINER K L, MCVEY M E, et al. Multifocal contact lens myopia

control. Optom Vis Sci, 2013, 90(11): 1207-1214.

141. WALLINE J J. Myopia control. Eye Contact Lens, 2016, 42(1): 3-8.

142. WALLMAN J, WINAWER J. Homeostasis of eye growth and the question of Myopia. Neuron, 2004, 43(4): 447-468.

143. WAN W J, CHEN Z H, LEI B. Increase in electroretinogram rod-driven peak frequency of oscillatory potentials and dark-adapted responses in a cohort of myopia patients. Doc Ophthalmol, 2020, 140(2): 189-199.

144. WANG A K, YANG C H. Influence of overnight orthokeratology lens treatment zone decentration on Myopia progression. J Ophthalmol, 2019, 2019: 2596953.

145. WILDSOET C F, CHIA A, CHO P, et al. IMI-interventions for controlling Myopia onset and progression report. Invest Ophthalmol Vis Sci, 2019, 60(3): M106.

146. WOJCIECHOWSKI R, HYSI P G. Focusing in on the complex genetics of myopia. PLoS Genet, 2013, 9(4): e1003442.

147. WU H, XIE Z, WANG P Q, et al. Differences in retinal and choroidal vasculature and perfusion related to axial length in pediatric anisomyopes. Invest Ophthalmol Vis Sci, 2021, 62(9): 40.

148. WU H, ZHANG G, SHEN M, et al. Assessment of choroidal vascularity and choriocapillaris blood perfusion in anisomyopic adults by SS-OCT/OCTA. Invest Ophthalmol Vis Sci, 2021, 62(1): 8.

149. WU H, CHEN W, ZHAO F, et al. Scleral hypoxia is a target for myopia control. Proc Natl Acad Sci USA, 2018, 115(30): E7091-E7100.

150. WU P C, CHUANG M N, CHOI J, et al. Update in myopia and treatment strategy of atropine use in myopia control. Eye (Lond), 2019, 33(1): 3-13.

151. WU P C, CHEN C T, CHANG L C, et al. Increased time outdoors is followed by reversal of the long-term trend to reduced visual acuity in Taiwan primary school students. Ophthalmology, 2020, 127(11): 1462-1469.

152. XU L D, ZHUANG Y Y, ZHANG G S, et al. Design, methodology, and baseline of whole city-million scale children and adolescents myopia survey (CAMS) in

Wenzhou, China. Eye Vis, 2021, 8(1): 31.

153. XU L D, MA Y L, YUAN J A, et al. COVID-19 quarantine reveals that behavioral changes have an effect on Myopia progression. Ophthalmology, 2021, 128(11): 1652 – 1654.

154. XU L D, ZHUANG Y Y, ZHANG G S, et al. Design, methodology, and baseline of whole city-million scale children and adolescents myopia survey (CAMS) in Wenzhou, China. Eye and Vis, 2021, 8(1): 31.

155. XU L D, MA Y L, YUAN J, et al. COVID-19 quarantine reveals that behavioral changes have an effect on Myopia progression. Ophthalmology, 2021, 128(11): 1652 – 1654.

156. XUE Z B, YUAN J, CHEN F K, et al. Genome-wide association meta-analysis of 88, 250 individuals highlights pleiotropic mechanisms of five ocular diseases in UK Biobank. eBioMedicine, 2022, 82: 104161.

157. YAM J C, LI F F, ZHANG X J, et al. Two-year clinical trial of the low-concentration atropine for MyopiaProgression (LAMP) study. Ophthalmology, 2020, 127(7): 910 – 919.

158. YAM J C, ZHANG X J, ZHANG Y Z, et al. Three-year clinical trial of low-concentration atropine for Myopia progression (LAMP) study: continued versus washout: phase 3 report. Ophthalmology, 2022, 129(3): 308 – 321.

159. YANG Z K, LAN W Z, GE J, et al. The effectiveness of progressive addition lenses on the progression of myopia in Chinese children. Ophthalmic Physiol Opt, 2009, 29(1): 41 – 48.

160. YU Z F, ZHONG A L, ZHAO X S, et al. Efficacy and safety of different add power soft contact lenses on Myopia progression in children: a systematic review and meta-analysis. Ophthalmic Res, 2022, 65(4): 398 – 416.

161. ZADNIK K, MUTTI D O, FRIEDMAN N E, et al. Ocular predictors of the onset of juvenile myopia. Invest Ophthalmol Vis Sci, 1999, 40(9): 1936 – 1943.

162. ZADNIK K, SINNOTT L T, COTTER S A, et al. Prediction of juvenile-onset

Myopia. JAMA Ophthalmol, 2015, 133(6): 683.

163. ZHANG H Y, LAM C S Y, TANG W C, et al. Defocus incorporated multiple segments spectacle lenses changed the relative peripheral refraction: a 2-year randomized clinical trial. Invest Ophthalmol Vis Sci, 2020, 61(5): 53.

164. ZHANG S, ZHANG G Y, ZHOU X, et al. Changes in choroidal thickness and choroidal blood perfusion in Guinea pig Myopia. Invest Ophthalmol Vis Sci, 2019, 60(8): 3074-3083.

165. ZHAO F, ZHANG D K, ZHOU Q Y, et al. Scleral HIF-1α is a prominent regulatory candidate for genetic and environmental interactions in human myopia pathogenesis. EBioMedicine, 2020, 57: 102878.

166. ZHAO F X, WU J Y, XUE A Q, et al. Exome sequencing reveals CCDC111 mutation associated with high myopia. Hum Genet, 2013, 132(8): 913-921.

167. ZHAO J, WANG Y X, ZHANG Q, et al. Macular choroidal small-vessel layer, sattler's layer and haller's layer thicknesses: the Beijing eye study. Sci Rep, 2018, 8(1): 4411.

168. ZHI Z N, XIANG J, FU Q, et al. The role of retinal connexins Cx36 and horizontal cell coupling in emmetropization in Guinea pigs. Invest Ophthalmol Vis Sci, 2021, 62(9): 27.

169. ZHOU X, ZHANG S, YANG F, et al. Decreased choroidal blood perfusion induces Myopia in Guinea pigs. Invest Ophthalmol Vis Sci, 2021, 62(15): 30.

170. ZHOU X, ZHANG S, ZHANG G Y, et al. Increased choroidal blood perfusion can inhibit form deprivation Myopia in Guinea pigs. Invest Ophthalmol Vis Sci, 2020, 61(13): 25.

171. ZHOU X T, PARDUE M T, IUVONE P M, et al. Dopamine signaling and myopia development: what are the key challenges. Prog Retin Eye Res, 2017, 61: 60-71.

172. ZHU Q, TANG Y, GUO L Y, et al. Efficacy and safety of 1% atropine on retardation of moderate Myopia progression in Chinese school children. Int J Med Sci, 2020, 17(2): 176-181.

173. 吕帆. 教育环境是学生近视发生发展的最强因素. 四川大学学报(医学版), 2021, 52(6): 895-900.

174. 瞿佳, 周翔天. 提升近视防治研究水平的难点与要点. 中华医学杂志, 2014, 94 (17): 1281-1283.

175. 王万鹏, 周然, 张婧, 等. 兰州市5~12岁学龄儿童屈光状态与屈光参数相关性研究. 国际眼科杂志, 2013, 13(11): 2299-2302.

176. 中华医学会眼科学分会眼视光学组, 中国医师协会眼科医师分会眼视光专业委员会. 低浓度阿托品滴眼液在儿童青少年近视防控中的应用专家共识(2022). 中华眼视光学与视觉科学杂志, 2022, 24(6): 401-409.

177. 中华预防医学会公共卫生眼科分会. 中国学龄儿童眼球远视储备、眼轴长度、角膜曲率参考区间及相关遗传因素专家共识(2022年). 中华眼科杂志, 2022, 58 (2): 96-102.

出版者后记
Postscript

科学技术文献出版社自1973年成立即开始出版医学图书，50余年来，医学图书的内容和出版形式都发生了很大的变化，这些无一不与医学的发展和进步相关。《中国医学临床百家》从2016年策划至今，感谢700余位权威专家对每本书、每个细节的精雕细琢，现已出版作品近300种。2018年，丛书全面展开学科总主编制，由各个学科权威专家指导本学科相关出版工作，我们以饱满的热情迎来了《中国医学临床百家》丛书各个分卷的诞生，也期待着《中国医学临床百家》丛书的出版工作更加科学与规范。

近几年，中国的临床医学有了很大的发展，在国际医学领域也开始崭露头角。以首都医科大学附属北京天坛医院牵头的CHANCE研究成果改写美国脑血管病二级预防指南为标志，中国一批临床专家的科研成果正在走向世界。但是，这些权威临床专家的科研成果多数首先发表在国外期刊上，之后才在国内期刊、会议中展现。如果出版专著，又为多人合著，专家个人的观点和成果精华被稀释。为改变这种零落的展现方式，作为科技部主管、

出版者后记

中国科学技术信息研究所主办的中央级综合性科技出版机构，我们有责任为中国的临床医师提供一个系统展示临床研究成果的舞台。为此，我们策划出版了这套高端医学专著——《中国医学临床百家》丛书。

"百家"既指临床各学科的权威专家，也取百家争鸣之义。

丛书中每一本书阐述一种疾病的最新研究成果和专家观点，按年度持续出版，强调医学知识的权威性和时效性，以期细致、连续、全面展示我国临床医学的发展历程。与其他医学专著相比，本丛书具有出版周期短、持续性强、主题突出、内容精练、阅读体验佳等特点。在图书出版的同时，同步通过万方数据库等互联网平台进入全国的医院，让各级临床医师和医学科研人员通过数据库检索到专家观点，并能迅速在临床实践中得以应用。

在与作者沟通过程中，他们对丛书出版的高度认可给了我们坚定的信心。北京协和医院邱贵兴院士说"这个项目是出版界的创新……项目持续开展下去，对促进中国临床学科的发展能起到很大作用"。北京大学第一医院霍勇教授认为"百家丛书很有意义"。我们感谢这么多临床专家积极参与本丛书的写作，他们在深夜里的奋笔，感动着我们，鼓舞着我们，这是对本丛书的巨大支持，也是对我们出版工作的肯定，我们由衷地感谢作者的支持与付出！

在传统媒体与新兴媒体相融合的今天，打造好这套在互联网时代出版与传播的高端医学专著，为临床科研成果的快速转化服务，为中国临床医学的创新和临床医师诊疗水平的提升服务，我们一直在努力！

科学技术文献出版社